居家常备艾，
老少无疾患

U0273847

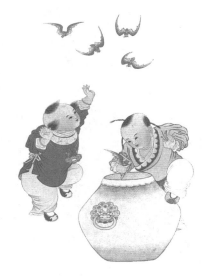

《名医别录》载：「艾叶苦、微温，无毒，主灸百病。」

逗号张文化
爱家爱健康
国医养生系列

吴中朝
教你
艾灸
祛百病

吴中朝 ◎ 编著

全国百佳图书出版单位
中国中医药出版社
·北京·

图书在版编目（CIP）数据

吴中朝教你艾灸祛百病/吴中朝编著. —北京：中国中医药出版
社，2021.1（2024.3 重印）
ISBN 978-7-5132-6265-1

Ⅰ.①吴…　Ⅱ.①吴…　Ⅲ.①艾灸—基本知识　Ⅳ.①R245.81

中国版本图书馆CIP数据核字（2020）第098714号

中国中医药出版社出版

北京经济技术开发区科创十三街31号院二区8号楼
邮政编码　100176
传真　010-64405721
河北品睿印刷有限公司印刷
各地新华书店经销

开本710×1000　1/16　印张10　字数181千字
2021年1月第1版　2024年3月第4次印刷
书号　ISBN 978-7-5132- 6265-1

定价　59.80元
网址　www.cptcm.com

服 务 热 线　010-64405510
购 书 热 线　010-89535836
维 权 打 假　010-64405753

微信服务号　zgzyycbs
微商城网址　https://kdt.im/LIdUGr
官 方 微 博　http://e.weibo.com/cptcm
天猫旗舰店网址　https://zgzyycbs.tmall.com

如有印装质量问题请与本社出版部联系（010-64405510）
版权专有　侵权必究

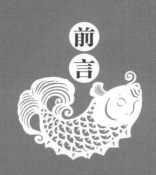
艾灸和按摩、拔罐、针刺一样，都是中医特色疗法。艾灸这种神奇的治疗方法，迄今仍然有着很强的生命力。除了中医院有相关的治疗科室，在一些保健、美容机构也逐渐兴起了保健灸、减肥灸等。虽然一个疗程下来价格颇为不菲，不过依然阻挡不住人们的热情。

为什么艾灸会有这么神奇的魅力呢？这与它独特的治疗方式分不开。一根小小的艾条，在对应的穴位上用各种不同的方法燃烧，利用温热刺激，通过经络的传导作用就能达到治病和保健的作用。艾灸疗法不仅可以改善人体的气血循环、帮助人体疏经通络、调节脏腑功能、改善亚健康，还能治疗多种病症。

本书用通俗易懂的文字介绍了艾灸的基本使用知识，让读者了解艾灸的常用方法、操作技巧、灸治过程中的注意事项等。并从家庭常见病、中老年人常见慢性病以及男女性常见病的角度详细介绍了近百种疾病的艾灸疗法，配真人操作演示图片，形象生动，即便是初学者也能轻松上手操作。

在艾灸之余，本书还提供了与病症相对应的食疗、泡脚、茶包小偏方。平时煲个汤、泡碗茶、泡个脚的功夫就能治病与养生，岂不乐哉！

吴中朝

2020 年 10 月

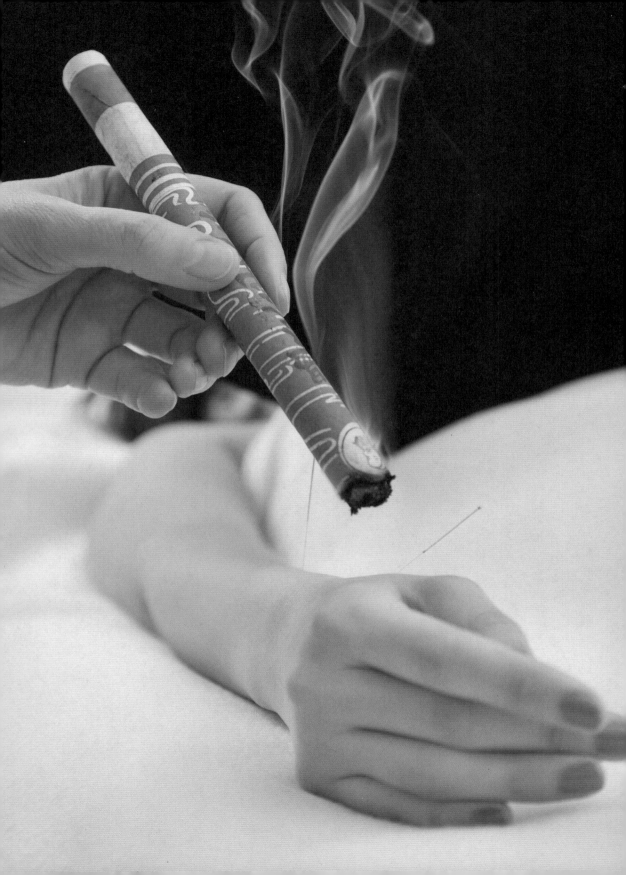

目录

艾灸，易学好用的养生保健法……1

艾灸能温经络、祛寒湿……2

学习艾灸第一步，认识艾草……3

艾绒、艾条和艾灸辅助器具……4

艾绒……4

艾条和艾炷……5

温灸筒……6

温灸盒……6

常用的艾灸方法……6

艾炷灸……6

艾条灸……8

艾熏灸……9

温针灸……9

文火补，武火泻……10

经常艾灸，能补阳益气，让人精力充沛得长寿……10

在家艾灸的具体操作方法……11

施灸的体位和顺序……11

注意施灸的顺序……12

施灸时的注意事项……13

灵活掌握艾灸的时长、周期……14

艾灸的宜忌和注意事项……16

哪些病症艾灸效果好……16

不适宜艾灸的情形和部位……16

灸后"上火"的处理事项……17

根据灸感判断病情变化……17

简易取穴法，帮你快速找准艾灸穴位……18

手指同身寸定位取穴法……18

体表标志定位法……18

简易取穴法……19

骨度分寸定位法……20

专题：一年四季做艾灸，不给疾病可乘之机……22

春季多灸合谷穴和太冲穴，少生病身体好……22

夏季多灸神厥穴和丰隆穴，预防慢性病……23

秋季多灸足三里穴和关元穴，补充阳气正当时……24

冬季多灸阴陵泉穴和太溪穴，寒气无法进入体内……25

感冒······28

咳嗽······30

失眠······32

头痛······34

呕吐······36

烧心······37

便秘······38

呃逆······40

肺结核······42

胃痛······44

腹泻······46

腹痛······48

细菌性痢疾······50

慢性阑尾炎······51

低血压······52

多汗症······53

眩晕······54

中暑······56

痔疮······58

脱肛······59

假性近视······60

慢性鼻炎······61

鼻窦炎······62

鼻出血······63

牙痛······64

口腔溃疡······65

慢性咽炎······66

急性扁桃体炎······67

落枕······68

网球肘······69

坐骨神经痛······70

急性腰扭伤······71

膝关节骨关节炎······72

踝关节扭伤······73

荨麻疹······74

神经性皮炎······75

带状疱疹······76

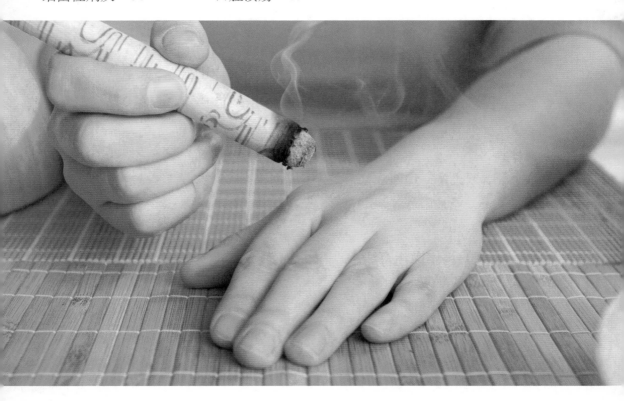

艾灸治疗中老年人常见慢性病……79

糖尿病……80
高血压……82
高脂血症……83
慢性支气管炎……84
慢性肝炎……85
哮喘……86
脂肪肝……88
胆石症……89
肝硬化……90
心悸……92

心律失常……94
冠心病……95
胃下垂……96
慢性胃炎……97
慢性肠炎……98
慢性肾炎……99
耳鸣……100
耳聋……101
老年性白内障……102
老年痴呆症……103

中风后遗症……104
消化性溃疡……106
肩周炎……107
颈椎病……108
慢性腰肌劳损……109
腰椎间盘突出症……110
更年期综合征……111
腰腿痛……112
风湿性关节炎……114
肺心病……115

艾灸治疗女性常见病……117

宫寒……118
慢性盆腔炎……119
痛经……120
月经不调……122
闭经……124
外阴瘙痒症……126
带下病……128

女性不孕症……130
习惯性流产……132
乳腺增生……134
急性乳腺炎……135
妊娠呕吐……136
产后便秘……137
子宫脱垂……138

艾灸治疗男性常见病……141

前列腺炎……142
阳痿……144

遗精……146
男性不育症……148

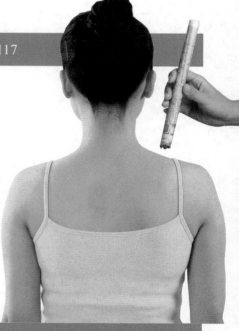

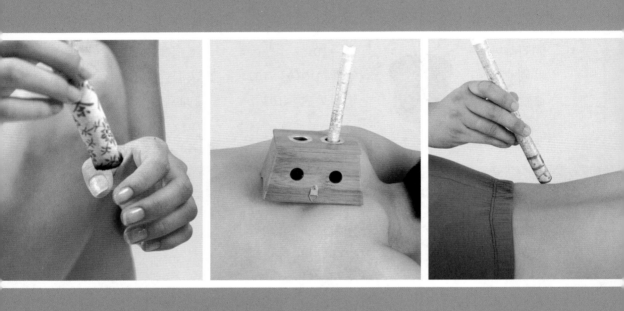

艾灸，易学好用的养生保健法

艾灸能温经络、祛寒湿

民间有句俗语："家有三年艾，郎中不用来。"中国人自古就擅长用艾灸来治病和养生。艾灸之所以如此被国人认同，是因为它具有温经络、祛寒湿的功效。

中医认为，经络是气血运行的通路，经络通畅，则气血运行畅达，营养物质输布正常。但寒湿等病邪侵犯人体后，往往会闭阻经络，进而导致疾病的发生。

例如外感寒湿邪气，气血运行受阻，往往就会发生以关节、筋骨疼痛为常见证候的疾病，如四肢关节疼痛、颈肩酸痛、肩周炎、腰酸背痛等症状，疼痛部位越多，时间越长，代表体内寒湿越重。

寒湿入体容易滞留，最容易影响的当属脾，人体五脏之中，脾属土，最怕寒湿，一旦寒湿困脾，脾失健运，就会生痰，导致气机不畅。过多的痰湿不能及时转化和排泄，留而不去，即成痰浊。痰浊一旦形成，既阻碍脾胃的运化功能，使脾虚更甚，加重脂浊生成，又直接浸淫血脉，容易造成高脂血症、动脉粥样硬化等心脑血管疾病。

脾虚不但生痰，而且生瘀。脾为气血生化之源，脾虚则诸气必虚，气虚则血流迟缓滞涩而形成瘀血。现代研究表明，脾虚和瘀血都会使体内脂质升高，血液黏滞性增加，进而引起高脂血症的发生。

湿邪入体，日久化热，还会让人容易生火，出现口腔溃疡、牙痛、咽痛、口干口渴、失眠烦躁、嘴唇干燥起皮、眩晕、耳鸣等病症。常见的女性疾病也大多与寒湿有关。所以，用一句话来概括，就是寒湿缠身百病生。

艾灸可温暖肌肤经脉，活血通络，从而治疗寒凝血滞、经络痹阻所引起的各种病症。中医认为，血得热则行，得寒则凝，故一切气血凝滞的疾病，均可用艾灸来治疗。

吴中朝教你 **艾灸** 祛百病

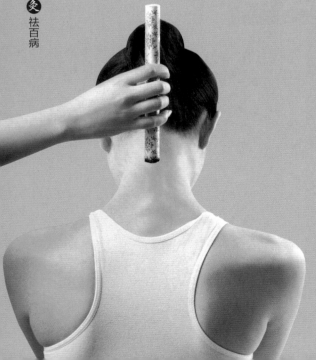

学习艾灸第一步，认识艾草

《本草纲目》记载："艾以叶入药，性温、味苦，无毒，纯阳之性，通十二经，具回阳、理气血、逐湿寒、止血安胎等功效，亦常用于针灸。"

艾草是多年生草本或略呈半灌木状的植物，植株有浓烈香气。主要分布于亚洲东部，如朝鲜半岛、日本、蒙古，我国的东北、华北、华东、华南、西南以及陕西和甘肃等地均有分布。在每年的农历四五月份，当叶盛花未开时采收，采收时可只采摘艾叶，也可连枝割下，在太阳下晒干或阴干后备用。

艾的品种较多，常见的一种为蕲艾，一种为野艾。蕲艾多产于江北，叶宽而厚，绒毛多，可以制出优质艾绒。野艾在江南较多，绒质较硬，其艾香亦不如蕲艾。

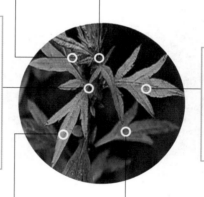

临床上，艾叶除了用来做成艾条、艾炷，还可以作为中药，如中医著名方药"胶艾汤""艾附暖宫丸"均以艾叶为主要材料。

艾叶的气味芳香，味辛、微苦、性温热，具纯阳之性。用艾叶作施灸材料，有通经活络、祛除阴寒、消肿散结、回阳救逆等作用。

灸用艾叶，一般以越陈越好，故有"七年之病，求三年之艾"(《孟子》)的说法。《本草纲目》记载："凡用艾叶需用陈久者，治令细软，谓之熟艾。若生艾灸火则易伤人肌脉。"陈艾以颜色呈土黄色或金黄色、艾绒柔软无杂质者为上品。

陈艾与新艾的对比

陈艾含挥发油少，燃烧缓慢，火力温和，燃着后烟少，艾油已经完全挥发掉，不会对人体造成危害，而且渗透力好，艾灰不易脱落。

新艾则没有这些优点，新艾气味辛烈，含挥发油多，燃烧快，火力强，燃着后烟大，艾灰易脱落，容易伤及皮肤和血脉；新艾中的挥发油没有完全挥发掉，不仅不能达到治疗效果，反而可能对人体产生一定的危害。

艾绒、艾条和艾灸辅助器具

艾绒

　　艾绒是艾草的天然加工品，也是艾灸需要用的主要材料。

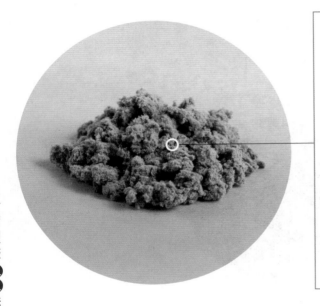

自制艾绒

　　❶ 每年农历的 4~5 月份，采集新鲜肥厚的艾叶，在日光下反复晒干。

　　❷ 把晒干的艾叶置于石臼中捣碎，或其他器械中粉碎加工，使艾草变得细软如棉。

　　❸ 筛去艾绒中的杂梗、灰尘，艾绒就做好了。

　　注意，用以上方法制作出来的艾绒比较粗，如果想要得到细绒，就要继续加工，多次重复上面的步骤，经过反复的捣碎、晾晒、筛检后就成了土黄色、洁净细软的细绒。

如何分辨艾绒的优劣

	优等艾绒	劣等艾绒
绒	艾绒无杂质、干燥、柔软、细腻，可用手指捏成团	有枝梗
色	土黄色或金黄色	偏绿色为当年艾
味	有艾草的清香，味道温和不刺鼻	刺鼻、呛人，有的还会有股霉味、青草味等
烟	颜色淡白，不浓烈，烟雾由下而上缭绕	燃烧时火力较强，有爆裂声，易掉渣，容易烫伤人

艾条和艾炷

　　在艾灸的过程中，艾条和艾炷必不可少。这些在各大药店均有出售，可以根据艾绒的软硬和气味来判断购买。不过，艾条和艾炷制作起来一点也不麻烦，需要经常使用者不妨在家自制艾条和艾炷。

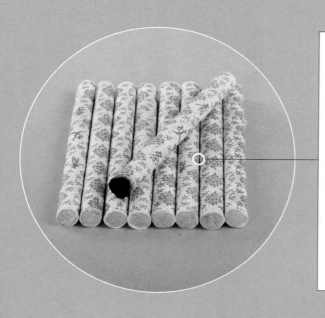

自制艾条

　　❶ 先将适量艾绒用双手捏压成软硬适中利于燃烧的长条形，一般以长20厘米，直径为1.5厘米为宜。

　　❷ 然后将其置于质地柔软疏松但又较为坚韧的桑皮纸或是纯棉纸上。

　　❸ 搓卷成圆柱形状。

　　❹ 最后用糨糊或胶水将纸边黏合，两端纸头压紧压实。清艾条就做好了。

　　还可以在艾绒中加入其他中药成分，做成药物艾条，增加艾条的功效。

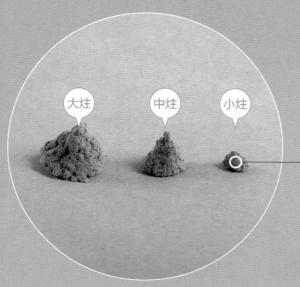

大炷　　中炷　　小炷

自制艾炷

　　❶ 先将适量艾绒置于平底瓷盘中。

　　❷ 然后用手指将其捏紧，以较为紧实、不太松软为好。

　　❸ 捻成上尖下圆的艾炷。

　　根据治疗需要，艾炷规格有大、中、小三种，大炷如半个橄榄大小，中炷如半个枣核大小，小炷如麦粒大小。

温灸筒

温灸筒有圆筒状和圆锥状两种，大多底部和筒壁上都有孔。内有一小筒可装置艾绒和药物，外筒上有一手柄。装入艾绒时，先取出内筒，装入大半筒纯艾绒或掺有药物的艾绒，用手指轻按艾绒表面，然后将小筒放入外筒中，点燃艾绒，盖上顶盖。把温灸筒放置在覆盖有几层纱布的穴位皮肤上即可施灸。以局部皮肤发热发红、患者感觉舒适为度。一般可灸15~30分钟。

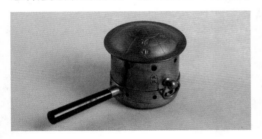

温灸盒

温灸盒是一种特制的盒形木制灸具，有单孔和多孔之分。它是用厚约0.5厘米的木板制成，下面不装底，上面有一个活动盖子，在盒内装一层铁丝网，距盒底3~4厘米。温灸盒根据施灸部位的大小可以支撑大、中、小三种规格。施灸时把温灸盒放置在穴位皮肤上，点燃艾条，置于铁丝网上，盖上盖子即可。一般灸15~30分钟。

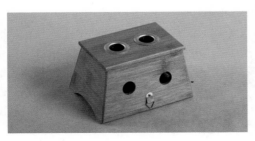

常用的艾灸方法

艾炷灸

艾炷灸是点燃艾炷，把艾炷直接或间接放置在穴位或患病处进行施灸的方法。分为直接灸法和间接灸法。

直接灸

直接灸又分为瘢痕灸和无瘢痕灸两种。

【瘢痕灸】

施灸前在穴位皮肤处涂抹一层凡士林，以粘牢艾炷。粘牢后，点燃艾炷，当艾炷燃尽时除去艾灰，更换新的艾炷。在灸的过程中，患者会感到施灸部位灼热疼痛，施灸者可轻轻拍打穴位周围的皮肤，以减轻疼痛。灸完所需壮数后，用灸疮膏药或剪一片大小合适的胶布贴在施灸部位上，化脓后，每日换1次膏药或胶布。脓水多时可每日2次。疮面宜用盐水棉球擦净，以防感染。约经1~2周，脓水渐少，最后结痂，脱落后留有瘢痕。此法常用于治疗顽固性疾病，如哮喘、肺结核、慢性肠胃病等。

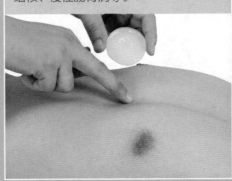

【无瘢痕灸】

施灸时，在穴位皮肤上先涂上一层凡士林，然后把艾炷放置在穴位上，使艾炷黏附在皮肤上。粘牢后，从上端点燃艾炷，当艾炷燃至接近皮肤，患者感到皮肤发烫或灼痛时，用镊子夹去艾炷，换取新的艾炷重新施灸。施灸结束时，在施灸部位皮肤可出现一块较艾炷略大的红晕，隔 1~2 小时后可能会出现水疱。若起水疱，不必挑破，可在数日内结痂脱落，不留瘢痕。此法适用于治疗哮喘、眩晕、急慢性腹泻等。

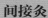

间接灸

间接灸是在艾炷和皮肤之间垫一样物品进行施灸的方法。通常用大蒜、姜片、大葱等作为垫隔物，这样做既可加强通经活络的作用，又可防止艾火灼伤皮肤。

间接灸的种类很多，常用的有隔姜灸、隔蒜灸、隔葱灸、隔盐灸、隔附子灸等，下面主要介绍前两种方法。

【隔姜灸】

选取新鲜的老姜，沿生姜纤维纵向切取，切成厚 0.2~0.5 厘米的姜片。姜片的大小可根据所灸部位的大小而定。在姜片上用牙签扎孔数个。施灸时，把姜片放在穴位皮肤上，把艾炷置于姜片之上，点燃艾炷。当患者感觉灼烧疼痛时，可提起姜片离开皮肤一会儿，以缓解疼痛，或换取新的艾炷。每次可施灸 5~10 壮，以局部皮肤潮红为度。此法适用于治疗腹痛、遗精、不孕等。

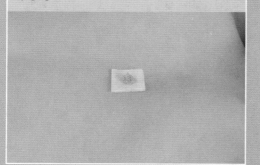

【隔蒜灸】

隔蒜灸是用蒜片或蒜泥作为隔垫物的一种方法。取新鲜大蒜，切成厚 0.1~0.3 厘米的薄片，在其上扎数个小孔。或把蒜捣成蒜泥，做成厚 0.2~0.4 厘米的圆饼。施灸时，把蒜片或蒜泥置于穴位皮肤上，艾炷置于其上，点燃艾炷。施灸过程中可更换蒜片，不必更换蒜泥。每穴每次可灸足 7 壮，以皮肤泛红为度。此法适用于治疗疮、疖、皮肤红肿、胃溃疡、肺结核等。

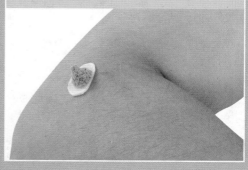

艾条灸

艾条灸是点燃艾条的一端,然后把其置于穴位或患病部位施灸的一种方法。艾条灸又分为实按灸和悬起灸。

最常用的是悬起灸,悬起灸又分为温和灸、回旋灸和雀啄灸。

温和灸

将艾条燃着的一端对准皮肤,与施灸处的皮肤保持 3~5 厘米的距离,使患者感到局部温热而无疼痛感,每穴灸 20 分钟左右,以皮肤出现红晕为度。这种灸法的特点是温度较恒定和持续,对局部气血阻滞有散开的作用,主要用于病痛局部灸疗。若给知觉减退的患者或小儿施灸时,施灸者要注意患者穴位皮肤的温热程度,防止灼伤。

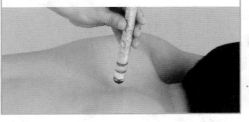

雀啄灸

将艾条的一端点燃,对准施灸部位,像鸟雀啄米似地一上一下移动,火头与皮肤应保持 2~3 厘米的距离。一般每穴灸 5~15 分钟,这种灸法的特点是温度突凉突温,对唤起穴位和经络的功能有较强的作用,因此适用于灸治远端的病痛和内脏疾病。施灸过程中要防止艾灰掉落,以免烫伤皮肤。

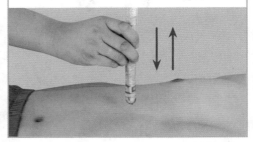

回旋灸

将点燃的艾条一端对准施灸部位,与施灸处皮肤保持约 3 厘米的距离,左右往返移动或者旋转施灸,一般灸 20~30 分钟。这种灸法的特点是除对局部的气血阻滞有消散作用外,还能对全身经络气血的运行起到促进作用,故对灸点远端的病痛有一定的治疗作用。

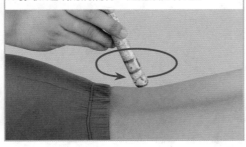

贴心提示

艾条不用时要及时熄灭

点燃的艾条有时候用不完或快要用完时,一定要及时熄灭,不然很容易引发火灾。最常用的熄灭方式是使用艾条灭火器,优点是小巧玲珑、不占用空间、价格便宜;缺点是一般适用于艾条直径为 1.8 厘米左右的,其他尺寸的则需要另外制作直径合适的艾条灭火器。还可以找个高大的玻璃瓶或陶瓷罐子,把用不完的艾条扔进去盖盖密封,艾条自然就熄灭了,这种灭火方法简易方便,非常适合家庭艾灸使用。

艾熏灸

艾熏灸包括烟熏灸、蒸汽灸和温灸器灸三种方法。

烟熏灸

把艾绒放在容器内燃烧，用艾烟熏灸穴位皮肤或患病处的一种方法。用于治疗风寒湿痹等。

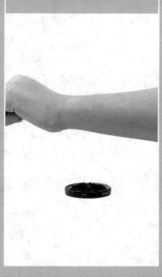

蒸汽灸

把艾叶或艾绒煮沸，用蒸汽来熏穴位或患处的一种方法。用于治疗风寒湿痹等。

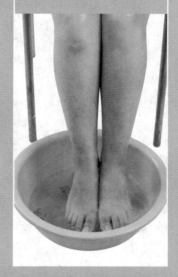

温灸器灸

温灸器一般有温灸筒和温灸盒等，把艾绒或艾条置于器具中，放置在穴位上施灸。这种方法热力均衡，给患者以舒适的温热刺激，有利于气血运行。适用于风寒湿痹、胃痛腹胀等。

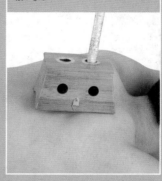

温针灸

温针灸是将艾灸与针刺结合使用的一种方法，又称针柄灸。取长度1.5寸以上的毫针刺入穴位，得气后留针，在留针过程中将艾绒搓团捻裹于针柄上点燃，通过针体将热力传入穴位。每次燃烧枣核大艾团1~3团。本法具有温通经脉、行气活血的作用，适用于寒盛湿重、经络壅滞之证，如关节痹痛、肌肤冷痛等。

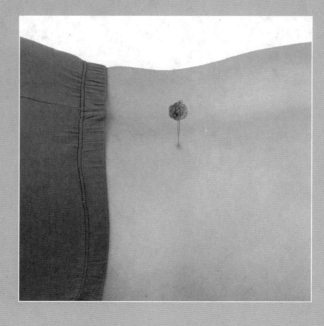

文火补，武火泻

古人根据灸疗的温度和方法，将艾灸之火分为文火和武火两种。文火指的是火力小而缓，一般来说，温灸盒、麦粒灸等都被视为文火；武火即火力大而猛的火，大艾炷即为武火。

文火和武火的艾灸作用是不同的。古人认为"文火为补，武火为泻"。明代杨继洲在《针灸大成》中说："以火补者，毋吹其火，须待自灭，即按其穴，以火泻者，速吹其火，开其穴也。"意思是说，凡火力由小到大，不需要吹灭而使其慢慢燃尽者为补法，能起到温阳补虚的作用；如果将火吹旺使病人有烫的感觉，则为泻法，能起到驱寒散结的作用。所以在艾灸时，我们不应一味追求武火，追求刺激，而应当根据病情或目的来选择合适的温度。

经常艾灸，能补阳益气，让人精力充沛得长寿

古人云："人过四十天过午。"就是说人过了40岁就好像太阳过了中午，阳气不足了。所以中老年人往往就易阳虚。而阳气是储藏在肾里的，肾是先天之本，是男子藏精、女子藏血之处。人体正常的体液都需要阳气来养护推动，阳气充足调和，人才能健康长寿，精力充沛。艾刚好是一种纯阳之物，用它来施灸，能补督脉之火，振奋体内阳气。阳气足，人就不容易生病，就能够长寿。

艾草由于主要生长于光照较为强烈、山峦朝南的阳坡面，又是在每年阳气处于上升阶段的端午节前后采摘收取，所以为纯阳之物，具有起死回生、温经通络的功效。加上火的热力渗入，能祛除阴邪，补阳益气。所以，对于体寒、湿气重的人来说，艾灸效果明显。

在家艾灸的具体操作方法

施灸的体位和顺序

　　施灸常用的体位有坐位和卧位。坐位分为俯伏坐位、侧伏坐位、仰靠坐位；卧位分为仰卧位、俯卧位、侧卧位。

俯伏坐位

　　患者坐在桌前，桌上放一软枕，患者伏在软枕上或者用双手托住前额，暴露施灸部位。此体位适用于头后部、项部、背部的穴位，有时也适用于前臂穴位。

侧伏坐位

　　患者侧坐在桌前，桌上放一软枕，患者侧伏在桌面上，露出施灸部位。此体位主要适用于头部两侧的穴位。

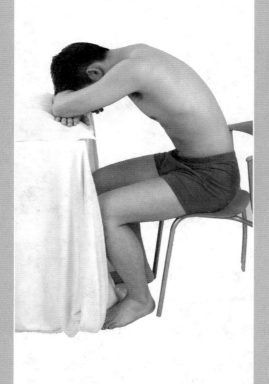

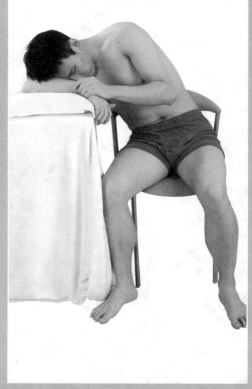

艾灸，易学好用的养生保健法

仰靠坐位

患者仰面靠坐于椅上。适用于头前部、面颊、上胸、肩臂、腿、膝、足踝等部位的治疗。

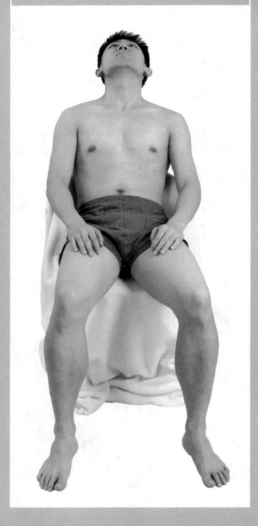

仰卧位

患者自然平躺于床上，上肢放于体侧，下肢自然分开，腘窝下可垫以软枕，全身放松。此体位适用于头面、胸腹、上肢内侧及下肢前面、内外侧的治疗。

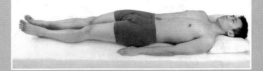

俯卧位

患者自然俯卧床上，胸前可垫软枕，踝关节也可垫软枕。适用于项背、腰、臀及双下肢后侧的治疗。

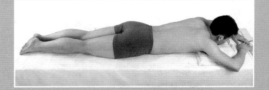

侧卧位

侧卧，上肢放在胸前，下肢微屈。用于肩、肋、髋、膝以及上下肢外侧的治疗。

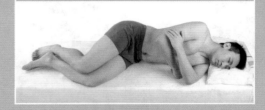

注意施灸的顺序

施灸时除了要求有合适的体位外，还要遵循一定的顺序来施治，才能提高灸疗的效果。施灸时，一般先灸上部再灸下部，先灸头部后灸四肢，先灸背部后灸腹部，先灸阳经后灸阴经。艾炷灸时宜先小炷后大炷，壮数宜先少后多。在施灸过程中还应结合病情，不必拘泥于此顺序。

施灸时的注意事项

找准穴位，保持舒适的体位

根据要求找准要灸的穴位，若自己找不准可咨询医师，以保证艾灸的效果。选择舒适的体位，否则患者就无法持久保持。

施灸时要专心致志，耐心坚持

不要在施灸时分散注意力，以免没有灸在穴位上，或艾灰落在皮肤上灼伤皮肤。

要注意保暖和防暑

冬季施灸时要对患者进行保暖，防止受凉感冒。而在夏季，天气炎热加上艾灸的热度容易引发中暑，所以要注意调节室内的温度。

要注意防火

在施完艾条灸后，一定要将火熄灭，避免发生火灾。当艾灰积压过多时，则应把艾灰吹掉，继续施灸，避免因艾灰掉落而灼伤皮肤或衣物。

注意调节施灸的温度

在施灸过程中要注意感知施灸部位的温度，尤其是对感觉迟钝者或小儿患者，防止温度过高烫伤皮肤。

要防止晕灸

在施灸过程中一旦患者出现头晕、眼花、恶心等身体不适的现象时不要惊慌失措，应立即停止施灸，让患者躺下，保持安静，再温和灸足三里 10 分钟左右。

要遵循循序渐进的原则

初次使用灸疗要小剂量、时间宜短，然后慢慢加大剂量，延长时间。否则患者会无法耐受。

施灸后要注意调养

要保持情绪乐观、心情愉快。避免重体力劳动，宜食用清淡而有营养的食物。

要防止感染

如施灸不当，可能会使局部烫伤，产生灸疮。注意一定不要把灸疮挑破，要让它自行吸收。若已经溃破，可涂抹消炎药。

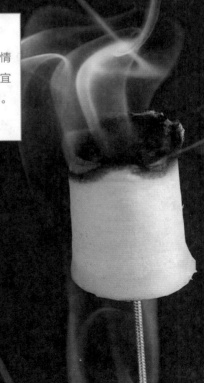

艾灸，易学好用的养生保健法

灵活掌握艾灸的时长、周期

施灸时间的长短由患者的体质、年龄、施灸部位、病情等因素来决定。若是慢性病，则疗程长灸量大；若是急性病，则疗程短灸量小。急性病每日可灸 2~3 次，慢性病可每隔 3~5 日灸 1 次。保健灸每月可灸 3~4 次。

艾条灸的施灸时间，与灸法密切相关	
温和灸	每日灸 10~15 分钟
回旋灸	每日灸 20~30 分钟
雀啄灸	每日灸 5~15 分钟

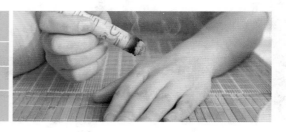

具体的施灸时间要根据自身病情和灸时的感受而定。至于温灸器灸，相对时间较长，但也应少于 30 分钟。

艾炷灸每次灸的时间可以用壮数来表示，具体的壮数要根据自身情况结合病情来把握，少则三五壮，多则十几壮乃至上百壮。

身体强壮的青年、男性、体质较好者宜用大炷，壮数可多。

身体较弱者、体虚者、老人、小儿、妇女宜用小炷，壮数要少。

肌肉丰厚的部位，如腰背部、臀部、腹部等宜用大炷，壮数宜多。

头面部、四肢末端、多筋骨的地方宜用小炷，壮数宜少。

若直接接触皮肤施灸，以小炷为宜，每次灸 3~5 穴，每穴灸 5~7 壮。

小儿要减少灸量。

对沉寒痼冷、元气将脱者宜用大炷，壮数宜多，以补充阳气、温散寒凝。

对外感风寒者宜用小炷，以温经通络、驱散外邪。

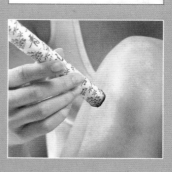

吴中朝教你 艾灸 祛百病

施灸时面积的大小和所达到的热度主要由施灸时艾炷的大小、壮数、火势、艾条灸或温灸器灸的时间等决定。

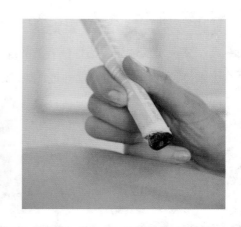

艾炷大、火势大、壮数多则灸量大，反之灸量小。

艾条灸或温灸器灸时间长则灸量大，反之灸量小。

艾灸的灸量是很讲究的，施灸者要不断地摸索和研究，要在艾灸过程中灵活掌握用量，不能生搬硬套规则，要根据病情的性质、轻重，体质的强弱，年龄的大小，施灸部位的不同综合考虑，用量不能太多也不能不足。

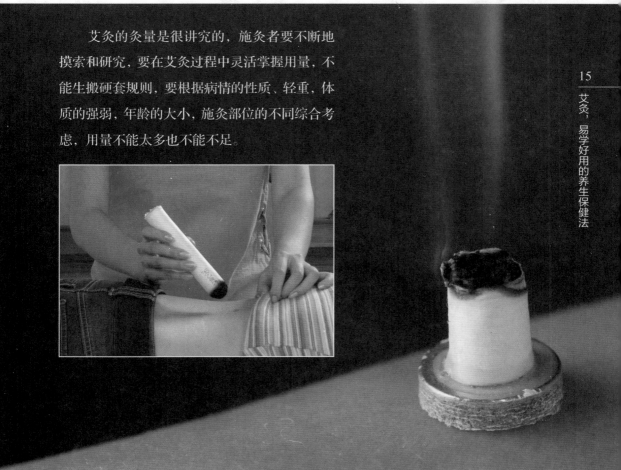

艾灸的宜忌和注意事项

哪些病症艾灸效果好

　　艾灸不仅适用于治疗体表的病症，也适用于治疗脏腑的病症；不仅可以治疗各种虚寒证，也可治疗某些实热证；既可治疗慢性病也可治疗急性病，应用范围非常广泛，涉及内科、外科、妇科、皮肤科、儿科等多科的病症，如感冒、腹泻、关节炎、颈椎病、痛经、皮肤病等症。只要方法使用得当，均能达到良好的治疗效果。

不适宜艾灸的情形和部位

不宜在过饥、过饱、酒醉、大恐、大怒、大渴时施灸，女性月经期亦不宜施灸。

某些传染病、高热、昏迷、惊厥（抽风）期间，或身体极度衰竭、形销骨立者不要施灸。

五心烦热、面红耳赤以及邪热内炽的人不宜施灸。

精神病患者禁止施灸。

暴露在外面的部位，如脸部、四肢等不要直接施灸，以免遗留瘢痕，影响美观。

皮肤较薄、肌肉少的部位，以及孕期妇女的腰骶部、下腹部不能施灸，乳头、阴部、睾丸等也不能施灸。

心脏部位、大血管处不要灸，关节部位不要直接灸。

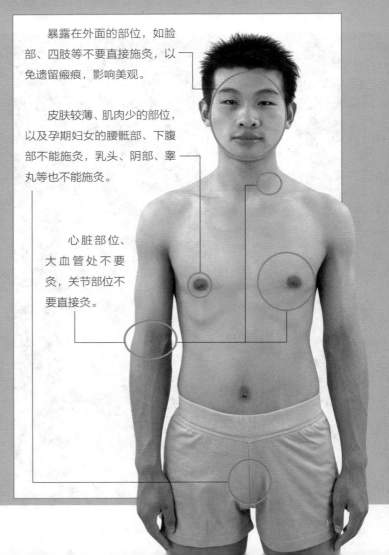

灸后"上火"的处理事项

艾灸"上火"是因为艾灸过后阳气足了，自然就会外泄，属于正常现象。灸后应多喝温开水，注意适当休息，调整生活作息，以清淡饮食为宜。"上火"比较严重的，可以稍停灸 1~2 天，待平复后再进行艾灸。"上火"不是很严重的，可以继续进行艾灸，通常再灸 1~2 天，"上火"现象也就消失了。

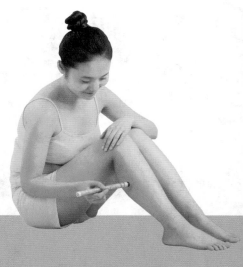

根据灸感判断病情变化

灸感在不同的阶段有不同的反应。在施治的整个过程中会有三个阶段的不同反应。

第一阶段

艾火循经阶段。这一阶段出现的灸感是温热，是一种良性反应，患者会感到舒适，病痛减轻。

第二阶段

正邪相搏阶段。这一阶段的灸感是麻、胀、酸、沉、痛，是体内正气与邪气斗争的正常反应。

第三阶段

邪气外出的阶段。这一阶段的灸感是风、凉、寒，是邪气被排出体外的正常反应。

灸感共有七种不同的表现

1 **透热**——热力从皮肤表面直接渗透到深部组织。根据灸感判断病症的痊愈程度。

2 **扩热**——热力从施灸部位向周围扩散。

3 **传热**——热力从施灸部位循经络向远处传导，甚至能到达病灶。

4 施灸部位不热，而远部却很热。

5 皮肤表面不热，而皮肤深层或胸腹脏器感觉很热。

6 施灸处皮肤或其远端产生酸、胀、麻、热、重、痛、冷等感觉。

7 施灸部位产生的感觉深透远传，感觉症状缓解。

灸感的第六种、第七种感觉说明艾灸已达到预期的疗效。灸感的强弱代表了经络阻塞的程度。没有灸感，说明经络阻塞严重，需要长时间的治疗来疏通经络，消除阻滞，一般见效较慢。灸感强烈说明经络通畅，治疗效果较好。被施灸者要根据灸感来判断病愈的程度，确定施治的疗程。

简易取穴法，帮你快速找准艾灸穴位

手指同身寸定位取穴法

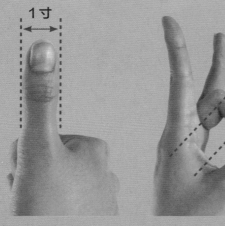

1寸

1寸

拇指同身寸法

以患者拇指指关节的横度作为1寸，适用于四肢部的直寸取穴。

中指同身寸法

以患者中指中节屈曲时，内侧两端纹头之间的距离作为1寸，多用于四肢部取穴的直寸和背部取穴的横寸。

横指同身寸法

横指同身寸法又名"一夫法"，是将患者食指、中指、无名指和小指四指伸直并拢，以中指中节横纹为准，以四指宽度作为3寸。

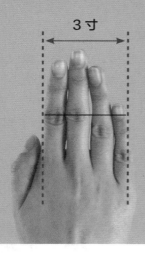

3寸

体表标志定位法

固定标志法

固定标志是指毛发、五官、手指、足趾、肌肉隆起等不受人体活动影响而固定不移的标志。

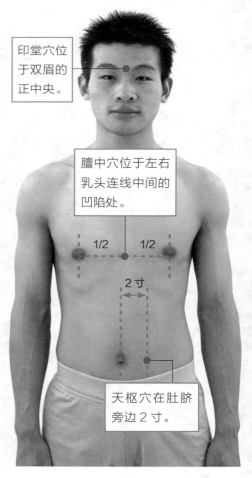

印堂穴位于双眉的正中央。

膻中穴位于左右乳头连线中间的凹陷处。

1/2　1/2

2寸

天枢穴在肚脐旁边2寸。

吴中朝教你 艾灸 祛百病

动作标志法

动作标志是指关节、皮肤、肌肉在活动时出现的孔隙、凹陷、皱纹等，有时还包括肢体的动作。

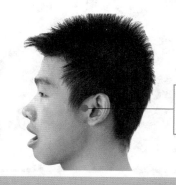

张口取耳屏前凹陷处即为听宫穴。

简易取穴法

简易取穴法是临床上常用的一种简便易行的取穴法，又称"经验取穴法"。为了方便初级读者，本书取穴法多为简易取穴法。

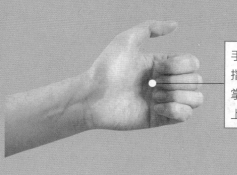

手半握拳，以中指的指尖切压在掌心的第二横纹上取劳宫穴。

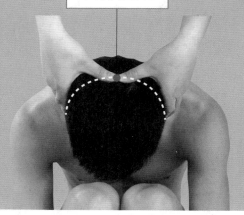

两耳尖直上连线中点取百会穴。

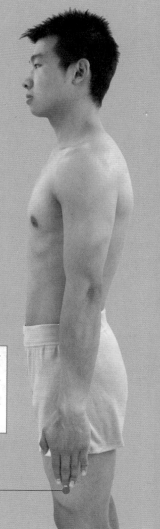

将两手臂自然下垂而立，于股外侧中指尖到达处就是风市穴。

骨度分寸定位法

骨度分寸法也叫"骨度法"，以骨节为主要标志，把人体不同部位的长度和宽度划分若干等份，以此折算量取相应区域穴位。

骨度分寸表

部位	起止	骨度分寸	度量方式	注意
头部	前发际正中至后发际正中	12寸	直度	若发际线不明显，可以眉心至大椎作18寸，则眉心至前发际3寸，大椎至后发际3寸
	耳后两乳突（完骨）之间	9寸	横度	用于度量头部的横寸
胸腹部	胸骨上窝（天突）至胸剑联合（歧骨）	9寸	直度	胸部直寸一般根据肋骨计算，胸剑联合（歧骨）每一肋骨折作1寸6分，其中天突至璇玑作1寸算
	歧骨至脐中	8寸	直度	歧骨指胸剑联合
	脐中至耻骨联合上缘	5寸	直度	
	两乳头之间	8寸	横度	胸腹部取穴的横寸，可根据两乳头之间的距离折量，女性可用锁骨中线代替两乳头之间的横寸
	两肩胛骨喙突内侧缘之间	12寸	横度	
背腰部	大椎以下至尾骶	21椎	直度	背部可根据脊椎取穴，肩胛骨下角相当于第7胸椎
	肩峰缘至后正中线	8寸	横度	
	肩胛骨内侧缘至后正中线	3寸	横度	
上肢部	腋前皱襞至肘横纹	9寸	直度	用于手三阴经、手三阳经的骨度分寸
	肘横纹至腕横纹	12寸	直度	
下肢部	耻骨联合上缘至股骨内侧髁上缘	18寸	直度	
	胫骨内侧髁下缘至内踝尖	13寸	直度	用于足三阴经的骨度分寸
	股骨大转子至膝中	19寸	直度	
	臀横纹至膝中	14寸	直度	用于足三阳经的骨度分寸
	膝中至外踝高点	16寸	直度	
	外踝高点至足底	3寸	直度	

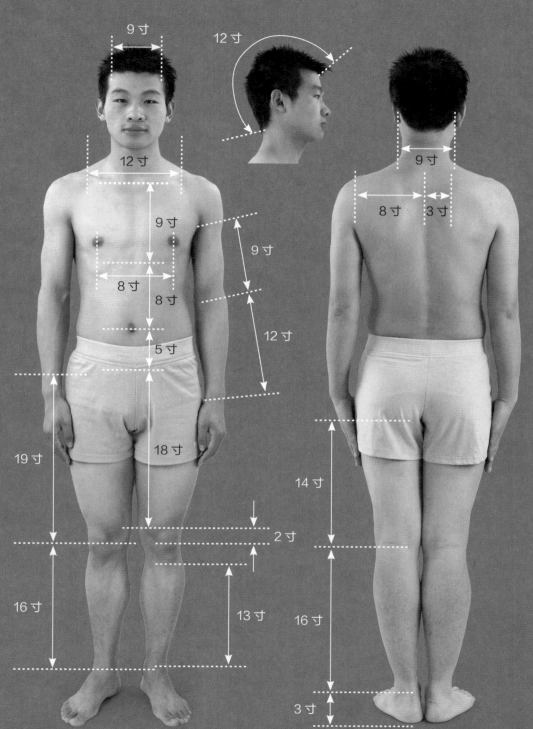

艾灸，易学好用的养生保健法

一年四季做艾灸，不给疾病可乘之机

春季 多灸合谷穴和太冲穴，少生病身体好

春季气温不定，人们很容易受到风热之邪的侵袭，造成体温调节机制紊乱、免疫功能下降而引发各种疾病。艾灸合谷穴、太冲穴可固守关防，抵御风邪入侵。

雀啄灸合谷穴

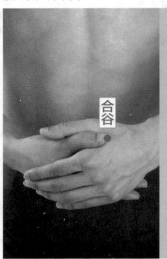

合谷

【快速取穴】两手交握，一手拇指指间横纹压在另一手虎口上，屈指，拇指尖正对处即为合谷穴。

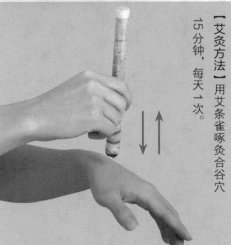

【艾灸方法】用艾条雀啄灸合谷穴15分钟，每天一次。

回旋灸太冲穴

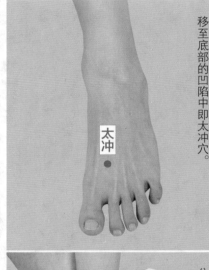

太冲

【快速取穴】从第1、第2跖骨间，向后推移至底部的凹陷中即太冲穴。

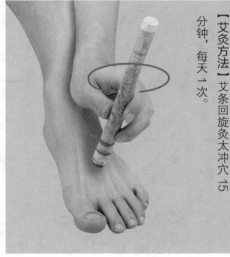

【艾灸方法】艾条回旋灸太冲穴15分钟，每天一次。

夏季 多灸神厥穴和丰隆穴，预防慢性病

夏季气候以"湿"为特点，且与人体五脏中的"脾"相对应，因此，防病方面要提防湿邪入侵，养生要注重健脾除湿。艾灸可取神阙穴补气健脾、除湿，丰隆穴祛湿除困。

隔姜灸神阙穴

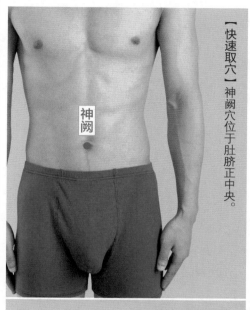

【快速取穴】神阙穴位于肚脐正中央。

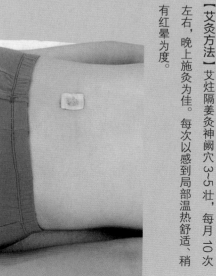

【艾灸方法】艾炷隔姜灸神阙穴3~5壮，每月10次左右，晚上施灸为佳。每次以感到局部温热舒适、稍有红晕为度。

温和灸丰隆穴

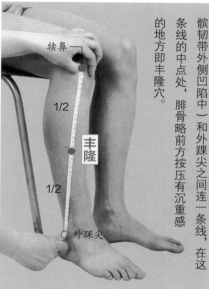

犊鼻

1/2

丰隆

1/2

外踝尖

【快速取穴】正坐屈膝，在犊鼻（在膝部，髌骨与髌韧带外侧凹陷中）和外踝尖之间连一条线，在这条线的中点处，腓骨略前方按压有沉重感的地方即丰隆穴。

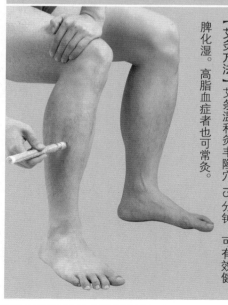

【艾灸方法】艾条温和灸丰隆穴15分钟，可有效健脾化湿。高脂血症者也可常灸。

秋季

多灸足三里穴和关元穴，补充阳气正当时

平和体质的人应"秋冬养阴"，但阳虚体质的人到了秋冬更宜补阳。此时艾灸补充阳气是非常适合的，可取关元穴施灸，以补肾壮阳、补虚益损。此外，秋季冷热交替刺激，很多人会出现消化方面的问题，可多灸足三里穴，以强壮脾胃，预防胃肠病。

温和灸关元穴

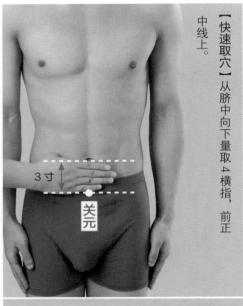

【快速取穴】 从脐中向下量取4横指，前正中线上。

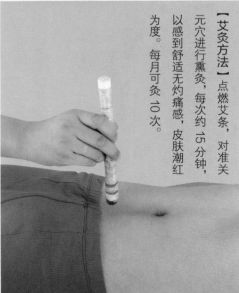

【艾灸方法】 点燃艾条，对准关元穴进行熏灸，每次约15分钟，以感到舒适无灼痛感，皮肤潮红为度。每月可灸10次。

温和灸足三里穴

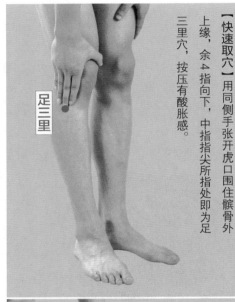

足三里

【快速取穴】 用同侧手张开虎口围住髌骨外上缘，余4指向下，中指指尖所指处即为足三里穴，按压有酸胀感。

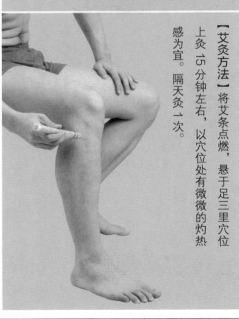

【艾灸方法】 将艾条点燃，悬于足三里穴位上灸15分钟左右，以穴位处有微微的灼热感为宜。隔天灸1次。

冬季 多灸阴陵泉穴和太溪穴，寒气无法进入体内

冬季，人与自然界均处在收敛封闭、潜藏休养的状态，因此这是人们最适宜进补的时期。而冬季最重要的是补肾，艾灸在温阳祛寒方面有独到的优势，非常适合冬季养生之用。

南方冬季寒冷阴湿，可取阴陵泉穴以祛寒化湿。北方冬季寒冷干燥，可选太溪穴以滋阴养肾。

温和灸阴陵泉穴

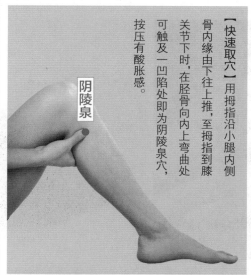

【快速取穴】用拇指沿小腿内侧骨内缘由下往上推，至拇指到膝关节下时，在胫骨向内上弯曲处可触及一凹陷处即为阴陵泉穴，按压有酸胀感。

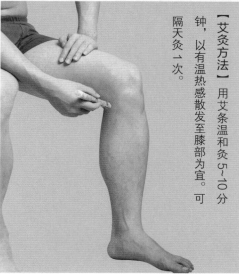

【艾灸方法】用艾条温和灸5~10分钟，以有温热感散发至膝部为宜。可隔天灸一次。

温和灸太溪穴

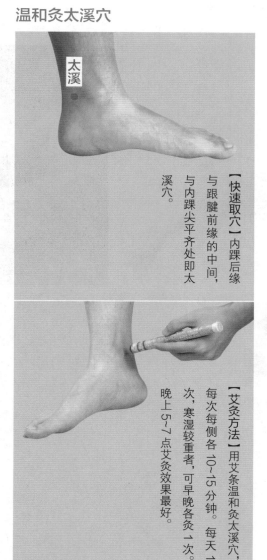

【快速取穴】内踝后缘与跟腱前缘的中间，与内踝尖平齐处即太溪穴。

【艾灸方法】用艾条温和灸太溪穴，每次每侧各10~15分钟。每天1次，寒湿较重者，可早晚各灸一次。晚上5-7点艾灸效果最好。

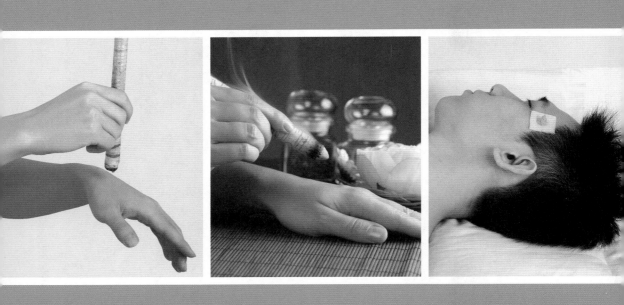

艾灸治疗
家庭常见病

感冒

感冒是一种自限性疾病，大多是由于病毒或细菌感染引起的上呼吸道炎症。常见症状为头痛、发热、乏力、咳嗽、打喷嚏、咽痛等。部分患者还会出现消化系统症状。

特效穴位

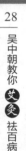

吴中朝教你祛百病

风池
位于项部，在枕骨之下，与风府穴（位于颈部，当后发际正中直上1寸，枕外隆凸自下，两侧斜方肌之间凹陷处）相平，胸锁乳突肌与斜方肌上端之间的凹陷处

大椎
在后正中线上，第7颈椎棘突下凹陷中

风门
位于背部，在第2胸椎棘突下，旁开1.5寸

肺俞
位于背部，在第3胸椎棘突下，旁开1.5寸

列缺
位于前臂桡侧缘，桡骨茎突上方，腕横纹上1.5寸处

曲池
位于肘横纹外侧端，屈肘，在尺泽穴与肱骨外上髁连线的中点处

外关
位于手背腕横纹上2寸，尺、桡骨之间，阳池穴与肘尖的连线上

合谷
位于手背，第1掌骨与第2掌骨间，在第2掌骨桡侧的中点处

风寒感冒

症状

  风寒感冒常出现在寒冷季节，一般表现为恶寒重、发热轻、头痛身重、无汗、鼻塞、鼻流清涕等。

灸法

  取**风池、风门、肺俞、列缺、合谷**等穴位，按照先头部后四肢、先腰背部后胸腹部的顺序施灸。将新鲜的老姜切成厚约 0.3 厘米的姜片，然后用针或牙签扎数个小孔。

  让患者取舒适的体位，把姜片放置在要施灸的穴位上。对风池穴施灸时应拨开头发，露出穴位，小心操作。把中艾炷放置在姜片的中心，点燃艾炷灸。若患者感觉局部皮肤疼痛时，可抬姜片离开皮肤片刻，旋即放下继续施灸，反复操作。

  每穴灸 5~7 壮，以患者感觉舒适、穴位处皮肤潮红为度。这样的治疗每日 1~2 次。

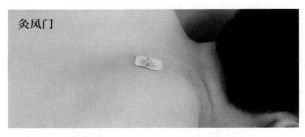

灸风门

食疗小偏方

葱白神仙粥

[原料] 葱白 5~7 根，生姜 4 片，糯米 60 克，米醋适量。

[做法] 生姜刮去外皮、洗净、切丝，葱白洗净、切粒。把糯米洗净，与姜一起放入锅内，加适量清水，以小火煮成粥，再放入葱白煮沸，然后调入米醋，稍煮即可。

[功效] 葱白能驱寒散热，对风寒感冒有效果。

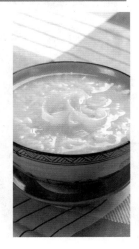

风热感冒

症状

  风热感冒多发生于春季或夏秋转换之时，此时多风，气候转温，故风与温热之邪多相兼致病。一般表现为发热重、恶寒轻、无汗或有汗、头身疼痛、鼻塞、鼻流黄浊涕、咳嗽、咽红干痛、口干渴、咳痰黄稠等。

灸法

  取**风池、大椎、曲池、外关**等穴位，按照先头部后四肢的顺序施灸，让患者取坐位，施灸者立于患者身体一侧，点燃艾条，火头对准穴位施灸，距离皮肤 3~5 厘米。以感觉穴位处皮肤温热但无灼痛感为宜。对风池穴施灸时最好在穴位上放一姜片，以免引燃头发。

  每个穴位灸 3~5 分钟，以患者感觉舒适为宜。若患者感觉迟钝，施灸者可把食指和中指放置在穴位两侧感受温度，以免灼伤皮肤。这样的治疗每日 1~2 次。

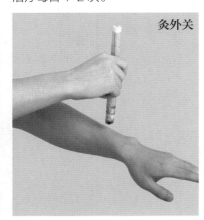

灸外关

咳嗽

咳嗽是呼吸系统疾病的主要症状，如咳嗽无痰或痰量很少为干咳，常见于急性咽喉炎、支气管炎的初期；急性骤然发生的咳嗽多见于支气管内异物；长期慢性咳嗽多见于慢性支气管炎、肺结核等病症。

特效穴位

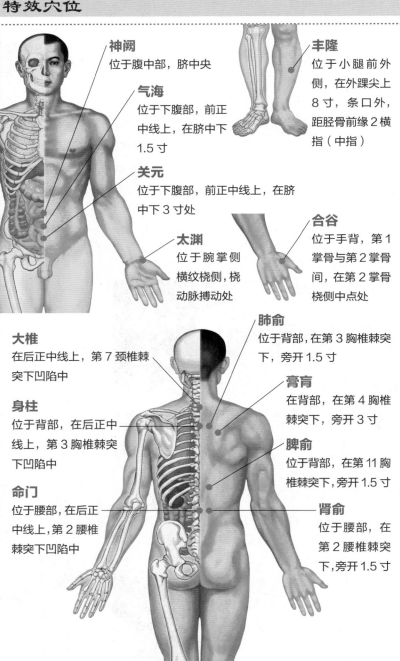

神阙
位于腹中部，脐中央

气海
位于下腹部，前正中线上，在脐中下1.5寸

关元
位于下腹部，前正中线上，在脐中下3寸处

太渊
位于腕掌侧横纹桡侧，桡动脉搏动处

丰隆
位于小腿前外侧，在外踝尖上8寸，条口外，距胫骨前缘2横指（中指）

合谷
位于手背，第1掌骨与第2掌骨间，在第2掌骨桡侧中点处

大椎
在后正中线上，第7颈椎棘突下凹陷中

身柱
位于背部，在后正中线上，第3胸椎棘突下凹陷中

命门
位于腰部，在后正中线上，第2腰椎棘突下凹陷中

肺俞
位于背部，在第3胸椎棘突下，旁开1.5寸

膏肓
在背部，在第4胸椎棘突下，旁开3寸

脾俞
位于背部，在第11胸椎棘突下，旁开1.5寸

肾俞
位于腰部，在第2腰椎棘突下，旁开1.5寸

吴中朝教你 艾灸 祛百病

痰湿咳嗽

症状

咳嗽反复发作，咳声重浊，因痰而嗽，痰出则咳缓，痰多色白，黏腻或稠厚成块，早上晨起或吃东西后咳嗽加剧，痰液增多。

灸法

取**肺俞、脾俞、太渊、合谷、丰隆**等穴位，按照先灸上部穴位再灸下部穴位的顺序施灸。

让患者取舒适的体位，施灸者点燃艾条，站在患者身体一侧，手拿艾条，让火头对准穴位皮肤，在距离皮肤3~5厘米的高度施灸，以患者局部皮肤有温热感但无灼痛感为宜。

每个穴位灸10~15分钟，以患者穴位皮肤潮红为度。这样的治疗每日1次，5~10次为一个疗程，每个疗程间隔7天。

气虚咳嗽

症状

面黄肌瘦，气怯神离，咳嗽吐痰，痰色清稀，饮食减少。

灸法

取**大椎、身柱、肺俞、脾俞、肾俞、气海、丰隆**等穴位，按照先灸腰背部穴位再灸胸腹部穴位、先灸上部穴位再灸下部穴位的顺序施灸。

让患者取舒适的体位，施灸者点燃艾条的一端，火头对准穴位皮肤，在距离皮肤3~5厘米高度施灸。以患者局部皮肤有温热感但无灼痛感为宜。

每个穴位灸10~15分钟，以患者局部皮肤潮红为度。这样的治疗每日1次或隔日1次，5~10日为一个疗程，每个疗程间隔7天。

阴虚咳嗽

症状

干咳，咳声短促，痰少质黏色白，或痰中带血丝，或声音逐渐嘶哑，口干咽燥，午后潮热，常伴有日渐消瘦、神疲乏力、舌红少苔等。

灸法

取**肺俞、膏肓、肾俞、命门、神阙、关元**等穴位，按照先灸腰背部穴位再灸胸腹部穴位的顺序施灸。把老姜切成厚约0.3厘米厚的薄片，用针或牙签在薄片上扎数个小孔。

让患者取合适体位，把姜片放置在要施灸的穴位上。把中艾炷放置在姜片的中心，点燃艾炷施灸。当艾炷燃尽时更换第2壮。每穴施3~5壮，每日1次或隔日1次，7~10次为一个疗程，每个疗程间隔7天。

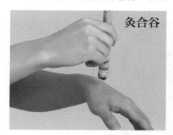
灸合谷

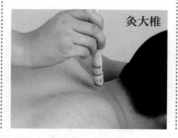
灸大椎

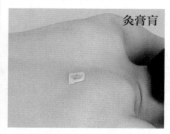
灸膏肓

茶包小偏方

枇杷叶茶

[原料] 枇杷叶50克，茶叶50克，蜂蜜适量。

[做法] 1. 用牙刷刷掉枇杷叶上的绒毛，再将枇杷叶剪碎。

2. 取枇杷叶、茶叶各5克用细纱布包好。

3. 饮用的时候热水冲泡，加一点蜂蜜即可。

[功效] 润肺止咳化痰。

[用法及宜忌] 每天早晚各1次。

失眠

失眠是指无法入睡或入睡困难、浅睡、早醒及睡眠时间不足或质量差等。导致失眠的原因主要有环境因素、个体因素、躯体因素、精神因素、情绪因素等。

特效穴位

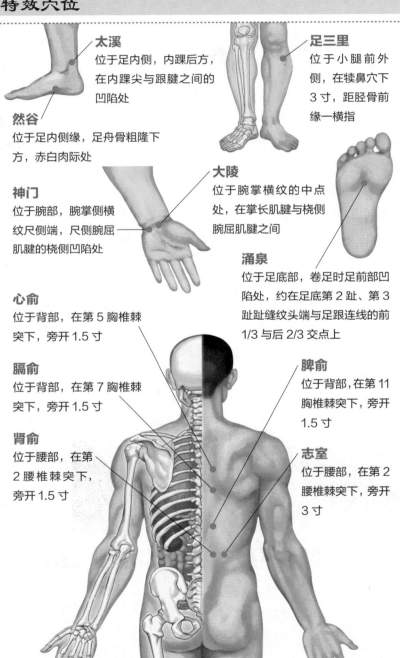

太溪
位于足内侧，内踝后方，在内踝尖与跟腱之间的凹陷处

然谷
位于足内侧缘，足舟骨粗隆下方，赤白肉际处

神门
位于腕部，腕掌侧横纹尺侧端，尺侧腕屈肌腱的桡侧凹陷处

足三里
位于小腿前外侧，在犊鼻穴下3寸，距胫骨前缘一横指

大陵
位于腕掌横纹的中点处，在掌长肌腱与桡侧腕屈肌腱之间

涌泉
位于足底部，卷足时足前部凹陷处，约在足底第2趾、第3趾趾缝纹头端与足跟连线的前1/3与后2/3交点上

心俞
位于背部，在第5胸椎棘突下，旁开1.5寸

膈俞
位于背部，在第7胸椎棘突下，旁开1.5寸

肾俞
位于腰部，在第2腰椎棘突下，旁开1.5寸

脾俞
位于背部，在第11胸椎棘突下，旁开1.5寸

志室
位于腰部，在第2腰椎棘突下，旁开3寸

心脾不足失眠

症状

不易入睡，多梦易醒，心悸健忘，神疲食少，伴有头晕目眩、面色少华、四肢倦怠、腹胀便溏等症状。

灸法

取**心俞、脾俞、膈俞、神门、足三里**等穴位，按照先上部后下部的顺序施灸。将新鲜的老姜切成厚约 0.3 厘米的薄片，用针或牙签在其上扎数个小孔。

让患者取合适的体位，把姜片放置在要施灸的穴位上。把中艾炷放置在姜片的中央，点燃施灸。若艾灸过程中患者感觉疼痛，可抬起姜片片刻缓解疼痛旋即放下，反复操作。燃完第 1 壮再更换第 2 壮。每穴灸 3~5 壮，以皮肤潮红为度。这样的治疗每晚 1 次，7 次为一个疗程。

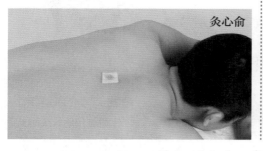

灸心俞

心肾不交失眠

症状

心烦不寐，心悸多梦，伴有头晕耳鸣、腰膝酸痛、潮热盗汗、五心烦热等症状，男性多遗精，女性则出现月经不调。

灸法

取**心俞、肾俞、志室、大陵、神门、太溪、然谷、涌泉**等穴位，按照先灸上部穴位再灸下部穴位的顺序施灸。将鲜芹菜根切成厚约 0.3 厘米的薄片，用针或牙签在薄片上扎数个小孔。

让患者取合适的体位，把薄片放置在穴位上。把中艾炷放置在芹菜根片上,点燃施灸。在艾灸过程中若患者感觉疼痛，可将芹菜根片略抬起旋即放下，反复操作，以缓解疼痛。每穴灸 3~5 壮，以穴位处皮肤潮红为度。这样的治疗每晚 1 次，7 次为一个疗程。

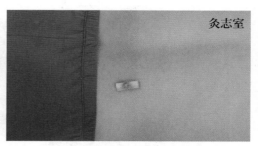

灸志室

泡脚小偏方

[材料] 黄连 10 克，肉桂 5 克。

[方法] 1. 将两味药物放入锅中，加入 1 升清水浸泡 10 分钟，水煎 30 分钟取汁。

2. 将药汁放入足浴盆中，兑入适量热水至没过脚踝，然后泡脚。每天晚上 1 次，每次 15~20 分钟，连续泡 3~5 天。

[功效] 心肾不交即心火降不下去、肾火升不上去，需要清心火、补肾阳，而方中黄连清热泻火，肉桂温补肾阳。

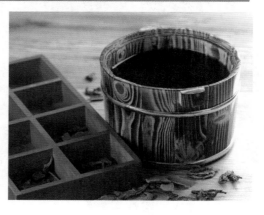

头痛

头痛一般局限于头颅上半部，包括眉弓、耳轮上缘和枕外隆凸连线以上部位的疼痛。引起头痛的原因繁多，其中有些是严重疾患，但病因诊断常比较困难。

特效穴位

太冲
位于足背侧，第1、2跖骨结合部之前凹陷中

阳辅
位于小腿外侧，在外踝尖上4寸，腓骨前缘稍前方

太溪
位于足内侧，内踝后方，在内踝尖与跟腱之间的凹陷处

头维
位于头侧部，在额角发际上0.5寸，头正中线旁4.5寸

上星
位于头部，在前发际正中直上1寸

风池
位于项部，在枕骨之下，与风府穴相平，胸锁乳突肌与斜方肌上端之间的凹陷处

太阳
位于耳郭前面，前额两侧，外眼角延长线的上方。在两眉梢后凹陷处

百会
位于头部，在前发际正中直上5寸，或两耳尖连线的中点处

风门
位于背部，在第2胸椎棘突下，旁开1.5寸

合谷
位于手背，第1掌骨与第2掌骨间，在第2掌骨桡侧中点处

列缺
位于前臂桡侧缘，桡骨茎突上方，腕横纹上1.5寸处

吴中朝教你 艾灸 祛百病

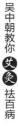

风寒头痛

症状

头痛发作时，牵连至颈部和背部都出现疼痛，呈掣痛样，不时有拘急收紧感，恶风畏寒，遇风吹时头痛加剧。

灸法

取**百会、太阳、头维、上星、列缺、合谷、风池、风门、阿是**等穴位，按先灸头部穴位再灸背部和四肢穴位的顺序施灸。选择新鲜的老姜，切成厚约 0.3 厘米的薄片，在其上扎数个小孔。

让患者取舒适体位，把姜片放置在穴位上。若是头部穴位，要把头发拨到两侧，小心施灸，以免引燃头发。把中艾炷放置在姜片中心，点燃艾炷施灸。施灸过程中若患者感觉疼痛可提起姜片片刻再放下继续施灸，反复操作，每穴灸 5~10 壮，以穴位处皮肤潮红为度。这样的治疗每日 1 次。

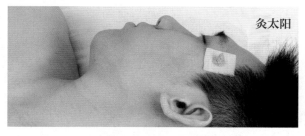

灸太阳

茶包小偏方

红糖生姜茶

[原料] 生姜一大块，红茶 15 克，红糖 15 克。

[做法] 1. 生姜切片。2. 取两片生姜，5 克红茶，5 克红糖，用成品茶包包好。热水冲泡即可饮用。

[功效] 祛风，解表，止痛，适用于风寒头痛。

[用法及宜忌] 每天早晚各 1 次。

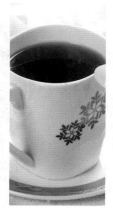

风热头痛

症状

头痛而且胀痛，甚至头痛如裂开的感觉，身体发热，面红目赤，口渴饮水较多，出现便秘、尿赤等症状。

灸法

取**百会、太阳、头维、上星、阳辅、太溪、太冲、阿是**等穴位，按照先灸头部穴位再灸四肢穴位的顺序施灸。给头部穴位施灸时，要把穴位处头发拨向两边，以免影响治疗。施灸者点燃艾条，让火头对准穴位皮肤，在距离皮肤 3~5 厘米高度施灸，灸 15~20 分钟，以患者感觉舒适、局部皮肤潮红为度。这样的治疗每日 1 次。

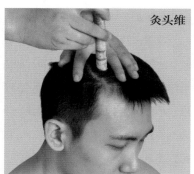

灸头维

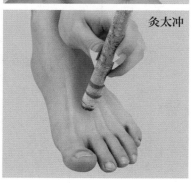

灸太冲

呕吐

呕吐是临床常见症状，是胃内容物反流入食管，经口吐出的一种反射动作，其前驱症状为恶心，也表现为上腹部特殊不适感，常伴有头晕、流涎、脉缓、血压降低等。

特效穴位

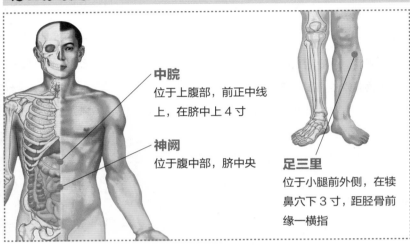

中脘
位于上腹部，前正中线上，在脐中上4寸

神阙
位于腹中部，脐中央

足三里
位于小腿前外侧，在犊鼻穴下3寸，距胫骨前缘一横指

艾灸方法

取**神阙、中脘、足三里**等穴位，按照先灸上部穴位再灸下部穴位的顺序施灸。将老姜切成厚约0.3厘米的薄片，用针在姜片上扎数个小孔。

让患者取合适体位，把姜片放置在穴位上。把中艾炷放置在姜片上，点燃艾炷施灸。若灸治过程中患者有灼痛感，可抬起姜片离开皮肤片刻再迅速放下，如此反复操作，以缓解疼痛。每穴灸5~7壮，以局部皮肤潮红为度。每日灸1~2次。

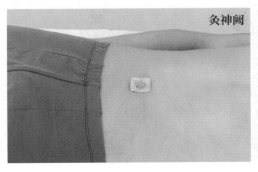

灸神阙

食疗小偏方

瘦肉炒苦瓜

[原料] 苦瓜，瘦肉。

[做法] 苦瓜、瘦肉各适量，置锅中同炒，每日1次，佐餐食之。

[功效] 苦瓜清热解毒，对缓解呕吐有一定效果。

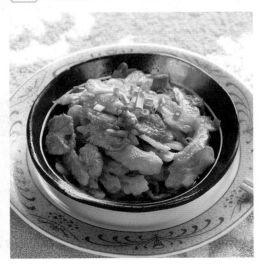

烧心是因胃内容物反流至食管引起的，其症状为上腹部或下胸部的烧灼样疼痛感，同时伴有反酸，是消化系统常见病症之一。最常见的原因是进食过快或过多。

特效穴位

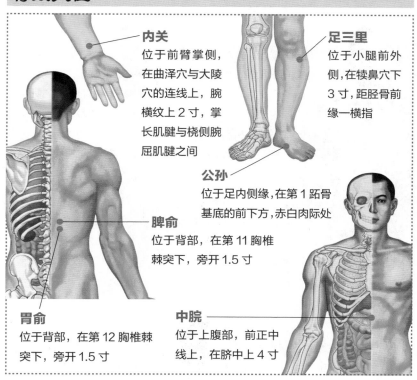

内关
位于前臂掌侧，在曲泽穴与大陵穴的连线上，腕横纹上 2 寸，掌长肌腱与桡侧腕屈肌腱之间

足三里
位于小腿前外侧，在犊鼻穴下 3 寸，距胫骨前缘一横指

公孙
位于足内侧缘，在第 1 跖骨基底的前下方，赤白肉际处

脾俞
位于背部，在第 11 胸椎棘突下，旁开 1.5 寸

胃俞
位于背部，在第 12 胸椎棘突下，旁开 1.5 寸

中脘
位于上腹部，前正中线上，在脐中上 4 寸

艾灸方法

取**脾俞、胃俞、中脘、内关、足三里、公孙**等穴位，按照先灸腰背部穴位再灸胸腹部穴位、先灸上部穴位再灸下部穴位的顺序施灸。

患者取合适体位，施灸者将艾条的一端点燃，手持艾条对准穴位施灸，火头距离皮肤 3~5 厘米。以患者感觉局部温热而无灼痛感为宜。建议患者自灸可以灸到的穴位，方便控制温度。每穴灸 15~20 分钟，灸至局部皮肤潮红为度。这样的治疗每日 1 次，10 次为一个疗程，每个疗程间隔 1~2 天。

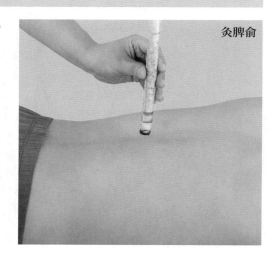

灸脾俞

便秘

便秘是指大便经常秘结不通，或有便意而排便困难的一种病症。常见症状是排便次数明显减少，每 2~3 天或更长时间一次，没有规律且粪便干硬。

特效穴位

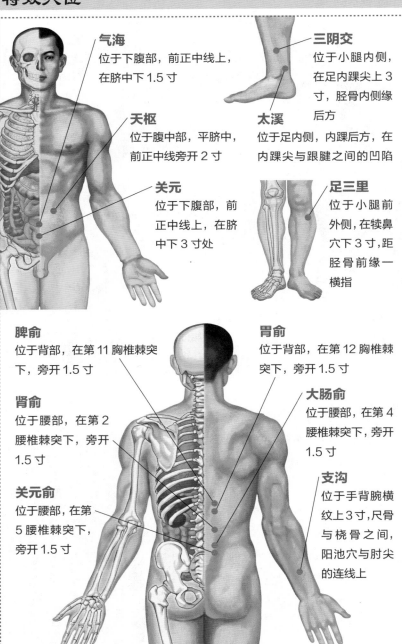

气海
位于下腹部，前正中线上，在脐中下 1.5 寸

天枢
位于腹中部，平脐中，前正中线旁开 2 寸

关元
位于下腹部，前正中线上，在脐中下 3 寸处

三阴交
位于小腿内侧，在足内踝尖上 3 寸，胫骨内侧缘后方

太溪
位于足内侧，内踝后方，在内踝尖与跟腱之间的凹陷

足三里
位于小腿前外侧，在犊鼻穴下 3 寸，距胫骨前缘一横指

脾俞
位于背部，在第 11 胸椎棘突下，旁开 1.5 寸

肾俞
位于腰部，在第 2 腰椎棘突下，旁开 1.5 寸

关元俞
位于腰部，在第 5 腰椎棘突下，旁开 1.5 寸

胃俞
位于背部，在第 12 胸椎棘突下，旁开 1.5 寸

大肠俞
位于腰部，在第 4 腰椎棘突下，旁开 1.5 寸

支沟
位于手背腕横纹上 3 寸，尺骨与桡骨之间，阳池穴与肘尖的连线上

吴中朝教你 **艾灸** 祛百病

冷秘

症状

大便干结、想便便不出来，或者便后不爽，肠鸣矢气，腹部有明显的腹胀和胀痛感。

灸法

取**肾俞、关元俞、大肠俞、气海、关元、足三里、太溪**等穴位，按照先灸腰背部再灸胸腹部、先灸上部再灸下部的顺序施灸。

让患者取合适体位，在要施灸的穴位上涂上一层凡士林，以黏附艾炷，防止其从皮肤上脱落。把麦粒大小的艾炷放置在穴位上，点燃施灸，当其燃近皮肤或皮肤灼痛时用镊子夹去艾炷，更换第2壮。每穴施5~7壮，以穴位周围皮肤出现红晕为度。每日1次或隔日1次，10次为一个疗程。

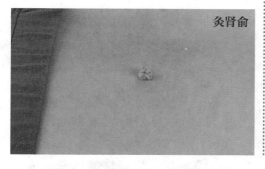

灸肾俞

虚秘

症状

大便干燥或者大便不干，但是排便困难，需要非常用力。排便之后浑身乏力，面白神疲，肢倦懒言等。

灸法

取**脾俞、胃俞、大肠俞、天枢、支沟、足三里、三阴交**等穴位，按照先灸腰背部再灸胸腹部、先灸上部再灸下部的顺序施灸。

施灸者站在患者身体一侧，点燃艾条，火头对准穴位，在距离皮肤3~5厘米高度施灸，以患者局部皮肤温热而无灼痛感为宜。灸10~15分钟，以患者感觉舒适，穴位皮肤出现红晕为度。这样的治疗每日1次，10次为一个疗程，每个疗程间隔5天。

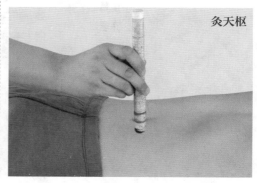

灸天枢

泡脚小偏方

[原料] 生姜、艾叶各50克，盐25克。

[方法] 1. 生姜、艾叶放入锅中，加入3升水煎取2升药汁。

2. 将药汁倒入盆中，加入盐拌匀，晾温后用来泡脚。每天2次，每次15~20分钟。1剂可用2次。

[适用人群] 肾阳虚型便秘患者，同时伴有小便清长、腰膝冷痛、手脚冰凉、面色苍白等症。

[功效] 方中药物具有温肾散寒、活血止痛的作用。

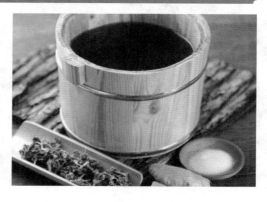

呃逆

呃逆又称打嗝，指气从胃中上逆，喉间频频作声，声音急而短促的一种现象，由膈肌痉挛收缩引起，是一个生理上常见的现象。若呃逆是在暴饮暴食之后，或受冷热刺激引起的，可自动缓解。若是由疾病引起的要积极治疗。

特效穴位

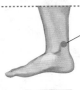

太溪
位于足内侧，内踝后方，在内踝尖与跟腱之间的凹陷处

足三里
位于小腿前外侧，犊鼻穴下 3 寸，距胫骨前缘一横指

丰隆
位于小腿前外侧，在外踝尖上 8 寸，条口外，距胫骨前缘二横指（中指）

太冲
位于足背侧，第 1、2 跖骨结合部之前凹陷中

天突
位于颈部，在前正中线上，胸骨上窝中央

膻中
位于胸部，前正中线上，平第 4 肋间，两乳头连线的中点

中脘
位于上腹部，前正中线上，在脐中上 4 寸

气海
位于下腹部，前正中线上，在脐中下 1.5 寸

关元
位于下腹部，前正中线上，在脐中下 3 寸处

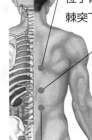

膈俞
位于背部，在第 7 胸椎棘突下，旁开 1.5 寸

脾俞
位于背部，在第 11 胸椎棘突下，旁开 1.5 寸

肾俞
位于腰部，在第 2 腰椎棘突下，旁开 1.5 寸

梁门
位于上腹部，在脐中上 4 寸，距前正中线 2 寸

期门
位于胸部，在乳头直下，第 6 肋间隙，前正中线旁开 4 寸

天枢
位于腹中部，平脐中，前正中线旁开 2 寸

内关
位于前臂掌侧，在曲泽穴与大陵穴的连线上，腕横纹上 2 寸，掌长肌腱与桡侧腕屈肌腱之间

吴中朝教你 艾灸 祛百病

脾肾阳虚型呃逆

症状

呃声低长无力，气不得续，泛吐清水，手足冰凉，饮食不佳，全身乏力等。

灸法

取**膈俞、肾俞、脾俞、膻中、气海、关元、内关、足三里、太溪**等穴位，按照先灸腰背部穴位再灸胸腹部穴位、先灸上部穴位再灸下部穴位的顺序施灸。让患者取舒适体位，在穴位皮肤上涂上一层凡士林，以黏附艾炷，防止其从皮肤上脱落。将麦粒大小的艾炷放置在皮肤上，点燃艾炷施灸，当艾炷燃近皮肤或患者感觉疼痛时用镊子夹去艾炷，再施第2壮。每个穴位施3~5壮。以穴位皮肤出现红晕为度。灸处皮肤若呈黄褐色可涂适量冰片油以防起疱。这样的治疗隔日1次。此灸法最适宜于脾肾阳虚引起的呃逆。

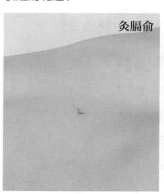
灸膈俞

胃受寒型呃逆

症状

呃声短促而不连续，口舌干燥，不思饮食，或有烦渴，或食后饱胀，大便干结等。

灸法

取**膈俞、天突、膻中、中脘、梁门、内关、足三里**等穴位，按照先灸腰背部穴位再灸胸腹部穴位、先灸上部穴位再灸下部穴位的顺序施灸。施灸者将艾条的一端点燃，火头对准穴位，距离皮肤2~3厘米，像鸟雀啄米似地一上一下移动。每穴灸10~20分钟，每日1~2次。

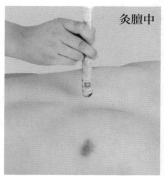
灸膻中

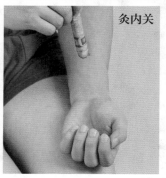
灸内关

气滞痰阻型呃逆

症状

呃逆连声，常因情志不畅而诱发或加重，胸胁满闷，脘腹胀满，或有嗳气纳呆，肠鸣矢气等。

灸法

取**膈俞、期门、天枢、内关、丰隆、太冲**等穴位，按照先灸腰背部穴位再灸胸腹部穴位、先灸上部穴位再灸下部穴位的顺序施灸。让患者取合适体位，点燃艾条的一端，对准穴位，火头距离皮肤3~5厘米施灸。以局部皮肤温热而无疼痛感为宜。丰隆、太冲穴可自己施灸，以便控制温度。每个穴位灸15~20分钟，以局部皮肤潮红为度。每日灸1~2次。

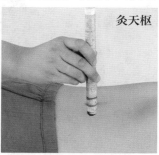
灸天枢

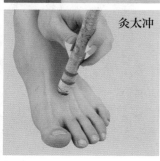
灸太冲

肺结核

肺结核是结核杆菌侵入体内引起的感染，是青年人容易发生的一种慢性和缓发的传染病。15~35 岁是肺结核病的高发年龄。常有低热、乏力等全身症状和咳嗽、咯血等呼吸系统表现。

特效穴位

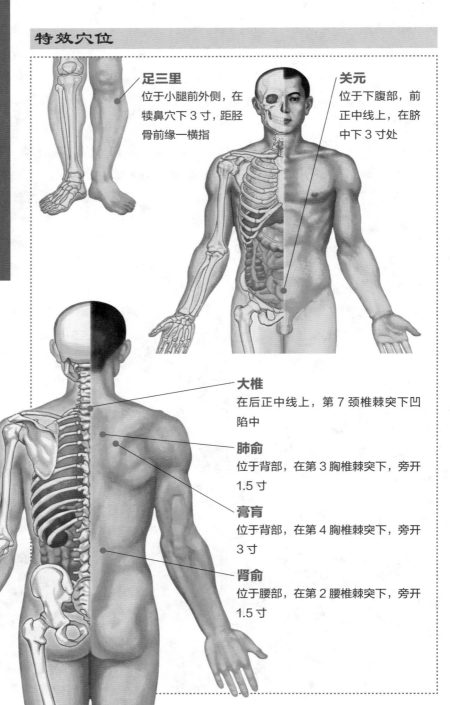

足三里
位于小腿前外侧，在犊鼻穴下 3 寸，距胫骨前缘一横指

关元
位于下腹部，前正中线上，在脐中下 3 寸处

大椎
在后正中线上，第 7 颈椎棘突下凹陷中

肺俞
位于背部，在第 3 胸椎棘突下，旁开 1.5 寸

膏肓
位于背部，在第 4 胸椎棘突下，旁开 3 寸

肾俞
位于腰部，在第 2 腰椎棘突下，旁开 1.5 寸

　　取**大椎、肺俞、膏肓、肾俞、关元、足三里**等穴位，按照先腰背部后胸腹部、先上部后下部的顺序施灸。让患者取合适体位，在穴位皮肤上涂上一层凡士林，以黏附艾炷。在施灸过程中，患者不要变动体位，防止烫伤皮肤。把麦粒大小的艾炷放置在穴位皮肤上，点燃。当艾炷燃近皮肤或患者有灼痛感时，用镊子夹去艾炷，更换第 2 壮。每穴灸 3~5 壮，以穴位皮肤出现红晕为度。这样的治疗隔日 1 次，3 个月为一疗程。

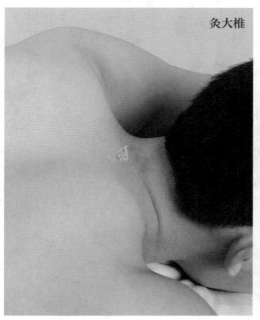

灸大椎

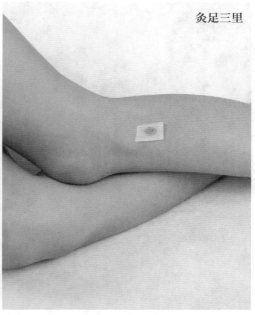

灸足三里

食疗小偏方

胡萝卜蜂蜜汤

[原料] 胡萝卜1000 克，蜂蜜100 克，白矾 3 克。

[做法] 将胡萝卜洗净切片，加水 350 克，煮沸 20 分钟，去渣取汁，加入蜂蜜、白矾，搅匀，再煮沸片刻即成。可祛痰止咳。

[功效] 适用于咳嗽痰白、肺结核咯血等症。每日服 3 次，每次服 50 克。

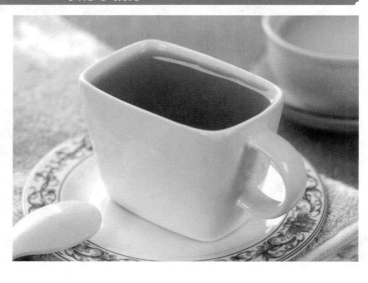

胃痛又称胃脘痛，是指上腹胃脘部经常发作的疼痛，多见于急慢性胃炎、十二指肠溃疡、胃神经官能症、胃下垂、胆囊炎、胆结石等症。

特效穴位

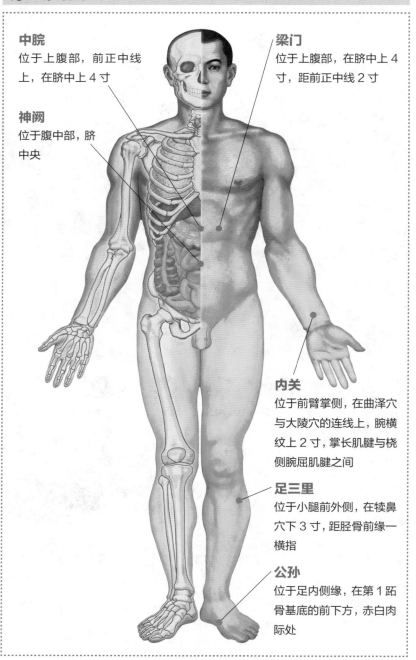

中脘
位于上腹部，前正中线上，在脐中上 4 寸

神阙
位于腹中部，脐中央

梁门
位于上腹部，在脐中上 4 寸，距前正中线 2 寸

内关
位于前臂掌侧，在曲泽穴与大陵穴的连线上，腕横纹上 2 寸，掌长肌腱与桡侧腕屈肌腱之间

足三里
位于小腿前外侧，在犊鼻穴下 3 寸，距胫骨前缘一横指

公孙
位于足内侧缘，在第 1 跖骨基底的前下方，赤白肉际处

寒凝型胃痛

症状

胃痛突然发作，恶寒喜暖，得温痛减，遇寒加重，口淡不渴，或喜热饮。

灸法

取**中脘、梁门、内关、足三里、公孙**等穴位，按照先灸上部穴位再灸下部穴位的顺序施灸。

让患者取合适体位，在要施灸的穴位上涂上一层凡士林，以黏附艾炷，防止其从皮肤上脱落。把麦粒大小的艾炷放置在已涂凡士林的穴位皮肤上，点燃施灸。当患者感觉疼痛或艾炷燃烧接近皮肤时，用镊子夹去未燃尽的艾炷，重新更换第 2 壮继续施灸。每日灸 7~9 壮，每日 1 次，3 次为一个疗程。

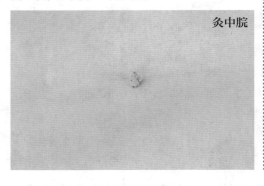

灸中脘

脾胃虚寒型胃痛

症状

胃部隐隐作痛，绵绵不休。喜温喜按，空腹时疼痛加剧，饮食之后会缓解，劳累或受凉后发作或加重病情，伴泛吐清水、神疲纳呆、四肢倦怠、手足不温等症状。

灸法

取**神阙**穴，让患者取仰卧位，用盐填平肚脐。注意：若肚脐部位有溃烂切勿用此种方法，因为盐会使溃烂处疼痛难忍。把中艾炷放置在填满盐的肚脐上，点燃施灸。当艾炷将要燃尽或患者感觉灼痛时，用镊子夹去艾炷，继续施第 2 壮。此穴灸 1~5 壮，每日 1 次或隔日 1 次，10 次为一个疗程，每个疗程间隔 5 日。

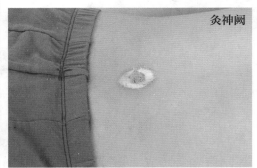

灸神阙

艾灸治疗家庭常见病

茶包小偏方

玫瑰花蜜茶

[原料] 干玫瑰花 5 克，绿茶 5 克，蜂蜜适量。

[做法] 1. 干玫瑰花 5 克加绿茶 5 克用细纱布包好。
2. 开水冲泡 2 分钟后加少许蜂蜜调味即可饮用。

[功效] 健胃，消食，缓解胃神经官能症。

[用法及宜忌] 每天一包，脾胃虚寒者饭后饮用。

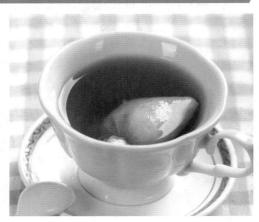

腹泻

腹泻是粪质稀薄、排便次数增加的一种表现，分为急性腹泻和慢性腹泻两种。急性腹泻发病急剧，病程在2~3周之内。慢性腹泻指病程在两个月以上或间歇期在2~4周内的复发性腹泻。

特效穴位

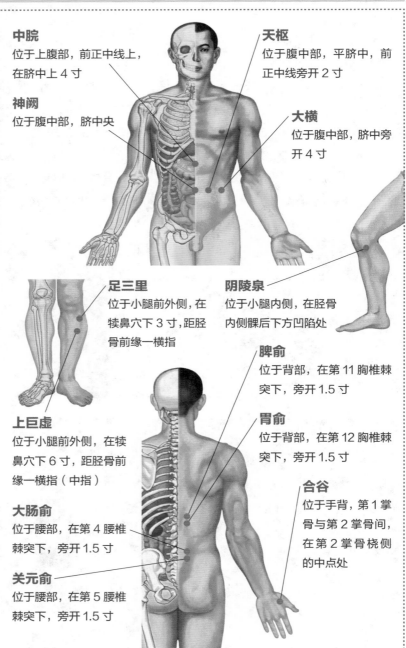

中脘
位于上腹部，前正中线上，在脐中上4寸

神阙
位于腹中部，脐中央

天枢
位于腹中部，平脐中，前正中线旁开2寸

大横
位于腹中部，脐中旁开4寸

足三里
位于小腿前外侧，在犊鼻穴下3寸，距胫骨前缘一横指

阴陵泉
位于小腿内侧，在胫骨内侧髁后下方凹陷处

上巨虚
位于小腿前外侧，在犊鼻穴下6寸，距胫骨前缘一横指（中指）

大肠俞
位于腰部，在第4腰椎棘突下，旁开1.5寸

关元俞
位于腰部，在第5腰椎棘突下，旁开1.5寸

脾俞
位于背部，在第11胸椎棘突下，旁开1.5寸

胃俞
位于背部，在第12胸椎棘突下，旁开1.5寸

合谷
位于手背，第1掌骨与第2掌骨间，在第2掌骨桡侧的中点处

吴中朝教你 **艾灸** 祛百病

急性腹泻

症状

大便清稀，甚至如水样大便，腹闷食少，腹痛肠鸣，或兼恶寒、发热、头痛、肢体酸痛、舌苔白腻等症状。

灸法

取**大肠俞、神阙、天枢、大横、足三里、上巨虚、阴陵泉、合谷**等穴位，按照先灸腰背部穴位再灸胸腹部穴位、先灸上部穴位再灸下部穴位的顺序施灸。

患者取合适体位，施灸者点燃艾条的一端，手持艾条对准穴位施灸，火头距离皮肤 3~5 厘米，以患者感觉皮肤温热但无疼痛感为宜。若患者感觉迟钝，施灸者可把食指和中指放置在穴位周围感受温度，以免灼伤患者皮肤。每个穴位灸 15~30 分钟，以局部皮肤潮红为度，这样的治疗每日 1~2 次。

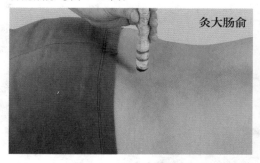

灸大肠俞

慢性腹泻

症状

大便时溏时泄，迁延反复，稍进食油腻食物则大便溏稀，次数增加，或完谷不化，出现食少纳呆、腹部闷胀等不舒适感，面色萎黄，疲倦乏力等。

灸法

取**大肠俞、中脘、天枢、足三里、脾俞、胃俞、关元俞**等穴位，按照先灸腰背部穴位再灸胸腹部穴位、先灸上部穴位再灸下部穴位的顺序施灸。将新鲜的老姜切成厚约 0.3 厘米的姜片，用针在姜片上扎数个小孔。

让患者取合适体位，把姜片放置在要施灸的穴位上。把中艾炷放置在姜片的中央，点燃艾炷施灸。施灸过程中若患者感觉灼痛，可略抬起姜片旋即放下，反复操作，以减轻灼痛感。灸完一壮后重新施第 2 壮，共灸 3~7 壮。每日 1 次或隔日 1 次，10 次为一个疗程，每个疗程间隔 5 天。

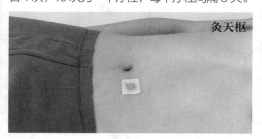

灸天枢

茶包小偏方

松针茶

原料 松针 200 克。

做法 1. 将松针用清水浸泡 20 分钟后冲洗干净。

2. 剪成两段后，放在碗里捣至表皮破损为止。

3. 大约每 15 克用细纱布包起来，开水冲泡即可饮用。

功效 辅助治疗慢性腹泻。

用法及宜忌 每天 2 次，饭后服用。

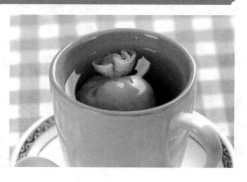

腹痛

腹痛是指由各种原因引起的腹腔内外脏器的病变，主要表现为腹部的疼痛。腹痛可分为急性与慢性两类。病因极为复杂，包括炎症、肿瘤、出血、梗阻、穿孔、创伤及功能障碍等。

特效穴位

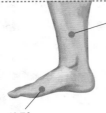

三阴交
位于小腿内侧，在足内踝尖上 3 寸，胫骨内侧缘后方

脾俞
位于背部，在第 11 胸椎棘突下，旁开 1.5 寸

公孙
位于足内侧缘，在第 1 跖骨基底的前下方，赤白肉际处

胃俞
位于背部，在第 12 胸椎棘突下，旁开 1.5 寸

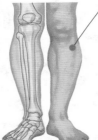

足三里
位于小腿前外侧，在犊鼻穴下 3 寸，距胫骨前缘一横指

合谷
位于手背，第 1 掌骨与第 2 掌骨间，在第 2 掌骨桡侧的中点处

中脘
位于上腹部，前正中线上，在脐中上 4 寸

天枢
位于腹中部，平脐中，前正中线旁开 2 寸

神阙
位于腹中部，脐中央

气海
位于下腹部，前正中线上，在脐中下 1.5 寸

章门
位于侧腹部，在第 11 肋游离端的下方处

关元
位于下腹部，前正中线上，在脐中下 3 寸处

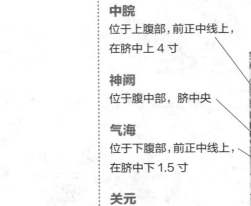

吴中朝教你 艾灸 祛百病

寒凝型腹痛

症状

腹痛拘急，痛势急暴，遇寒疼痛加剧，得温疼痛减少，口淡不渴，小便清长，大便清稀或秘结，舌质淡，苔薄白等。

灸法

取**中脘、神阙、天枢、合谷、足三里、公孙**等穴位，按照先灸上部穴位再灸下部穴位的顺序施灸。

让患者取舒适体位，先在施灸穴位上涂上一层凡士林，以黏附艾炷，防止施灸过程中其从皮肤上脱落。把小艾炷直接放在穴位皮肤上，点燃施灸。施灸者要密切观察艾炷的燃烧状况，还要不断询问患者的感受。当艾炷燃近皮肤或患者感觉疼痛时，用镊子夹去剩余艾炷，再重新更换第2壮。每个穴位灸3~5壮，每日1~2次。

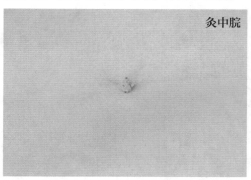

灸中脘

虚寒型腹痛

症状

腹痛绵绵，时作时止，喜暖喜按，畏寒怯冷，神疲乏力，气短懒言，食欲不佳，面色萎黄，大便溏薄，舌质淡，苔白等。

灸法

取**脾俞、胃俞、中脘、章门、神阙、气海、关元、足三里、三阴交、合谷**等穴位，按照先灸腰背部穴位再灸胸腹部穴位、先灸上部穴位再灸下部穴位的顺序施灸。

让患者取舒适体位，施灸者点燃艾条的一端，火头对准穴位皮肤，距离皮肤3~5厘米施灸。以患者感觉局部皮肤温热但无灼痛感为宜。建议患者自灸可以灸到的穴位，以便控制温度。每个穴位灸10~15分钟，以患者感觉身体舒适、局部皮肤潮红为度，每日1次。

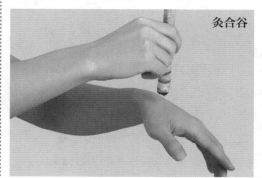

灸合谷

茶包小偏方

红糖浓茶

[原料] 红茶50克，红糖100克。

[做法] 1. 将红茶倒入红糖内，搅拌均匀。

2. 取20克左右混合物，用细纱布包好，热水冲服。

[功效] 收敛，消积，止痛。

[用法及宜忌] 每日一包，腹痛难忍时可起到镇痛效果。

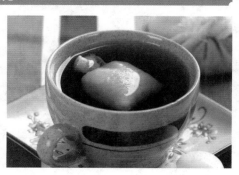

细菌性痢疾简称菌痢，是痢疾杆菌引起的传染病，临床表现主要有发冷、发热、腹痛、腹泻、里急后重、排黏液脓血样大便。中毒型痢疾急性发作时，可出现高热、惊厥、昏迷等症状。菌痢常年散发，夏秋多见，是我国的常见病、多发病。

特效穴位

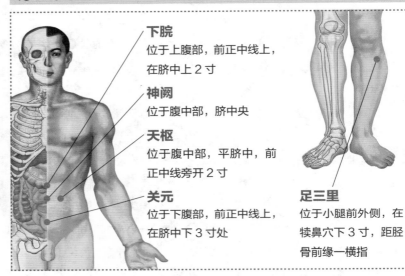

下脘
位于上腹部，前正中线上，在脐中上2寸

神阙
位于腹中部，脐中央

天枢
位于腹中部，平脐中，前正中线旁开2寸

关元
位于下腹部，前正中线上，在脐中下3寸处

足三里
位于小腿前外侧，在犊鼻穴下3寸，距胫骨前缘一横指

艾灸方法

取**下脘、神阙、天枢、关元、足三里**等穴位，按照先灸上部穴位再灸下部穴位的顺序施灸。让患者取合适体位，施灸者点燃艾条的一端，手持艾条立于患者身体一侧，将艾条对准穴位施灸，火头与皮肤保持3~5厘米的距离，以局部皮肤有温热感但无灼痛感为宜。每穴灸5分钟，以局部皮肤潮红为度。这样的治疗每日1次，5次为一个疗程，每个疗程间隔1天。

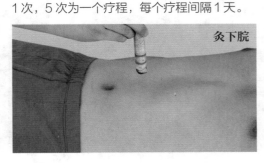

灸下脘

食疗小偏方

紫苋大米粥

[原料] 紫苋菜100克，大米100克。

[做法] 将新鲜紫苋去根，洗净，切碎；大米淘净。锅中加入适量清水，下入糯米，大火煮开后，改用小火煮粥，粥将成时放入苋菜，略煮即可。每日2次，早晚服食。

[功效] 此粥祛湿热，适用于细菌性痢疾者服食。

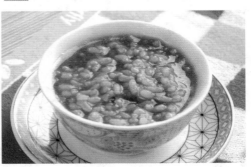

慢性阑尾炎是指阑尾急性炎症消退后遗留的阑尾慢性炎性病变，如管壁纤维结缔组织增生、管腔狭窄或闭塞、阑尾扭曲、与周围组织粘连等。主要症状为腹部压痛、消化不良、形体消瘦等。

特效穴位

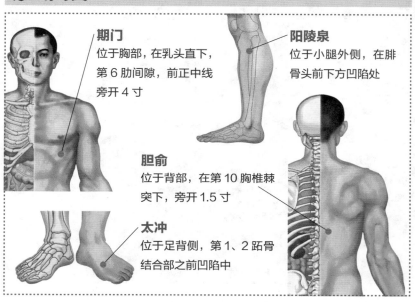

期门
位于胸部，在乳头直下，第 6 肋间隙，前正中线旁开 4 寸

阳陵泉
位于小腿外侧，在腓骨头前下方凹陷处

胆俞
位于背部，在第 10 胸椎棘突下，旁开 1.5 寸

太冲
位于足背侧，第 1、2 跖骨结合部之前凹陷中

艾灸方法

取**阳陵泉、期门、胆俞、太冲**等穴位，如果患者有发热症状加灸大椎、合谷，如果患者有绞痛症状加灸丘墟、足三里。按照先灸腰背部穴位再灸胸腹部穴位、先灸上部穴位再灸下部穴位的顺序施灸。让患者取合适的体位，施灸者点燃艾条的一端，火头对准穴位施灸，距离皮肤 3~5 厘米高度。以患者有温热感而无灼痛感为宜，每穴灸 15~20 分钟。灸至穴位周围皮肤潮红为度。这样的治疗每日 1 次，10 次为一个疗程，每个疗程间隔 1~2 天。

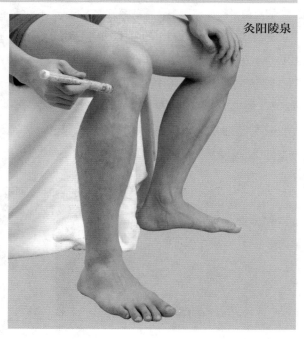

灸阳陵泉

慢性阑尾炎

低血压

低血压是指体循环动脉压力低于正常的状态。病情轻微者表现为头晕、头痛、食欲缺乏、疲劳、脸色苍白、消化不良、晕车船等症状。病情严重者表现为直立性眩晕、四肢冷、心悸、呼吸困难等症状。长期低血压会使机体功能大大下降而诱发其他疾病。

特效穴位

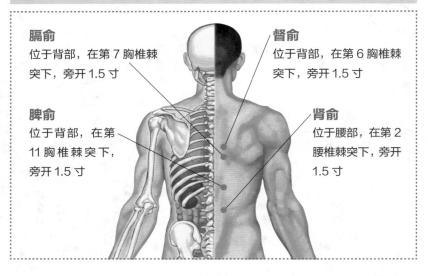

膈俞
位于背部，在第 7 胸椎棘突下，旁开 1.5 寸

督俞
位于背部，在第 6 胸椎棘突下，旁开 1.5 寸

脾俞
位于背部，在第 11 胸椎棘突下，旁开 1.5 寸

肾俞
位于腰部，在第 2 腰椎棘突下，旁开 1.5 寸

艾灸方法

取**督俞、膈俞、肾俞、脾俞**等穴位，将新鲜的老姜切成厚约 0.3 厘米的姜片，在姜片上扎数个小孔，然后让患者取俯卧位，把姜片放置在要施灸的穴位上。将中艾炷放置在姜片的中央，点燃艾炷施灸。当患者感觉疼痛时，可略抬起姜片旋即放下，反复操作，以缓解疼痛。当艾炷燃尽后更换第 2 壮。每穴灸 5~7 壮，每日灸 1~2 次。

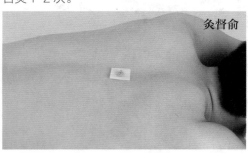

灸督俞

食疗小偏方

阿胶参枣汤

[原料] 阿胶 15 克，红参 10 克，红枣 10 颗。

[做法] 将阿胶、红参、红枣同放在大瓷碗中，注入 300 克水，盖好盖，隔水蒸 1 小时即可，分 2 次食参喝汤。

[功效] 适用于气血两虚、头晕心慌、出血过多所引起的贫血、低血压。

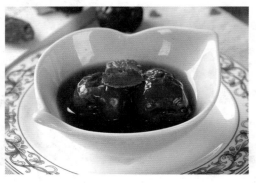

多汗症是由小汗腺分泌过多所致，表现为全身（泛发性多汗症）或局部（局限性多汗症）异常地出汗过多。发病年龄多为自幼开始，至青少年期加重并伴随终身，病情严重时不仅影响患者的工作、生活和学习，甚至会使患者产生心理障碍，不敢参与正常社交等。

特效穴位

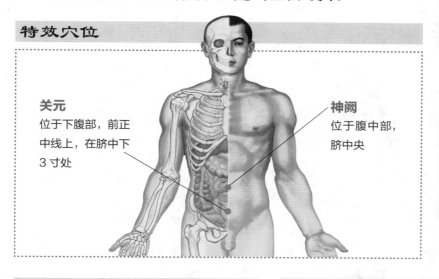

关元
位于下腹部，前正中线上，在脐中下3寸处

神阙
位于腹中部，脐中央

艾灸方法

取**神阙、关元**等穴，让患者取仰卧位，露出穴位皮肤，施灸者点燃艾条，火头距离施灸穴位皮肤3厘米左右，施灸者手持艾条在穴位上方左右往返移动或旋转移动，移动范围直径在3厘米左右。使穴位皮肤有温热感而无灼痛感。每穴灸10~15分钟，以穴位处皮肤潮红为度。

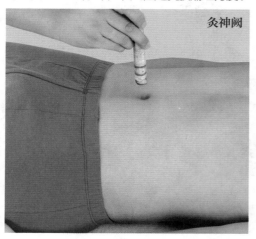

灸神阙

茶包小偏方

固表茶

[原料] 黄芪5克，防风5克，白术5克，乌梅25克。

[做法] 1. 将材料全都切成小块。

2. 取黄芪、防风、白术各5克，乌梅2~3个，用细纱布包好，热水冲泡15分钟后即可饮用。

[功效] 益气固表，止汗、止渴，对于体虚多汗、易感风邪、经常感冒而又口渴的人来说，是一种较好的保健饮料，可增强抗病能力，使身体日益强壮。

[用法及宜忌] 每天1次，不限时间。

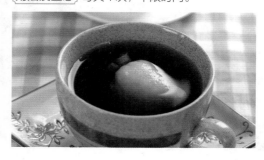

眩晕是以头晕、目眩为主要表现的疾病。一般认为眩晕是人的空间定位障碍所致的一种主观感觉，对自身周围的环境、自身位置的判断发生错觉。眩晕包括摇晃感、漂浮感、升降感，比头晕更严重。引起眩晕的疾病很多，当出现眩晕时应及时检查身体。

特效穴位

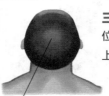

三阴交
位于小腿内侧，在足内踝尖上3寸，胫骨内侧缘后方

太溪
位于足内侧，内踝后方，在内踝尖与跟腱之间的凹陷处

侠溪
位于足背外侧，在第4趾、第5趾缝间，趾蹼缘后方赤白肉际处

百会
位于头部，在前发际正中直上5寸，或两耳尖连线的中点处

关元
位于下腹部，前正中线上，在脐中下3寸处

足三里
位于小腿前外侧，在犊鼻穴下3寸，距胫骨前缘一横指

太冲
位于足背侧，第1、2跖骨结合部之前凹陷中

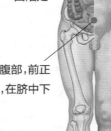

涌泉
位于足底部，卷足时足前部凹陷处，约在足底第2趾、第3趾趾缝纹头端与足跟连线的前1/3与后2/3交点上

行间
位于足背部，在第1趾与第2趾间，趾蹼缘后方赤白肉际处

风池
位于项部，在枕骨之下，与风府相平，胸锁乳突肌与斜方肌上端之间的凹陷处

肝俞
位于背部，在第9胸椎棘突下，旁开1.5寸

脾俞
位于背部，在第11胸椎棘突下，旁开1.5寸

膈俞
位于背部，在第7胸椎棘突下，旁开1.5寸

命门
位于腰部，在后正中线上，第2腰椎棘突下凹陷中

肾俞
位于腰部，在第2腰椎棘突下，旁开1.5寸

肾精不足型眩晕

症状

眩晕日久不愈，精神萎靡，腰酸膝软，少寐多梦，健忘，两目干涩，视力减退等。

灸法

取**百会、肾俞、命门、太溪、三阴交、涌泉**等穴位，按照先灸头部穴位再灸四肢穴位，先灸上部穴位再灸下部穴位的顺序施灸。

让患者取舒适体位，在要施灸的穴位上涂抹一层凡士林，以黏附艾炷，防止其从皮肤上脱落。把麦粒大小的艾炷放置在已涂抹凡士林的穴位上，点燃艾炷施灸。当患者感觉疼痛或艾炷快要燃尽时，用镊子夹去艾炷，更换第2壮。每个穴位灸3~5壮。注意对百会穴施灸时采用隔姜灸，施灸时要小心操作，以免引燃头发。隔日1次，5次为一个疗程。

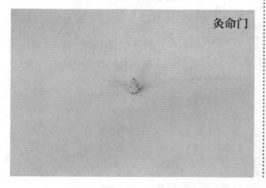

灸命门

肝阳上亢型眩晕

症状

眩晕、耳鸣，头目胀痛，急躁易怒，口苦，失眠多梦，遇烦劳郁怒而加重，甚至会晕倒等。

灸法

取**风池、肝俞、肾俞、侠溪、行间、太冲**等穴位，按照先灸上部穴位再灸下部穴位的顺序施灸。

让患者取合适的体位，施灸者点燃艾条的一端，火头对准穴位皮肤，距离皮肤3~5厘米施灸，以患者感觉温热但无灼痛感为宜。每穴灸15~30分钟，以患者局部皮肤潮红为度。注意对风池穴施灸时，可在穴位上垫一姜片，以免艾火掉落在头发上。每日1次或隔日1次，10次为一个疗程。

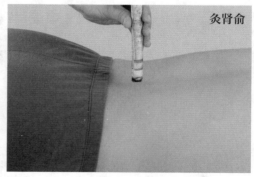

灸肾俞

茶包小偏方

菊花茶

[原料] 菊花15克。

[做法] 1. 将材料分成3份。

2. 将每份用细纱布包起来，热水冲泡即可饮用。

[功效] 提神抗晕。

[用法及宜忌] 每天早晚各1次。

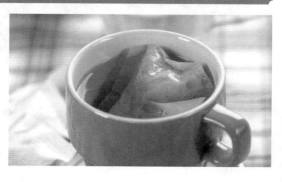

中暑是指在高温和热辐射的长时间作用下引起的以高热汗出或肤燥无汗、烦躁、口渴、神昏抽搐或呕恶腹痛为主要表现的疾病。

特效穴位

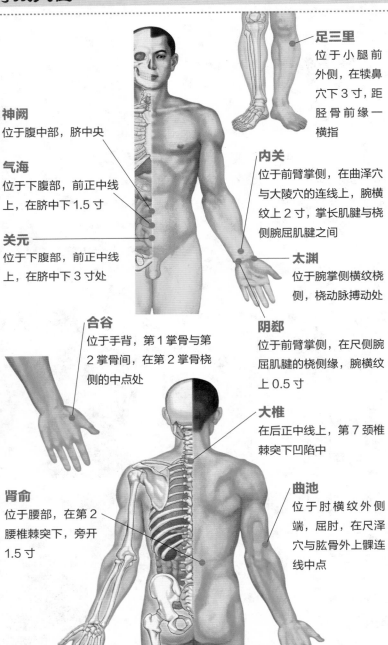

足三里
位于小腿前外侧，在犊鼻穴下3寸，距胫骨前缘一横指

神阙
位于腹中部，脐中央

气海
位于下腹部，前正中线上，在脐中下1.5寸

关元
位于下腹部，前正中线上，在脐中下3寸处

内关
位于前臂掌侧，在曲泽穴与大陵穴的连线上，腕横纹上2寸，掌长肌腱与桡侧腕屈肌腱之间

太渊
位于腕掌侧横纹桡侧，桡动脉搏动处

合谷
位于手背，第1掌骨与第2掌骨间，在第2掌骨桡侧的中点处

阴郄
位于前臂掌侧，在尺侧腕屈肌腱的桡侧缘，腕横纹上0.5寸

大椎
在后正中线上，第7颈椎棘突下凹陷中

肾俞
位于腰部，在第2腰椎棘突下，旁开1.5寸

曲池
位于肘横纹外侧端，屈肘，在尺泽穴与肱骨外上髁连线中点

中暑

56

吴中朝教你 **艾灸** 祛百病

艾灸方法 1

取**大椎、曲池、合谷、内关、足三里**等穴位，按照先灸上部穴位再灸下部穴位的顺序施灸。让患者取舒适体位，在要施灸的穴位皮肤上涂抹一层凡士林，目的是黏附艾炷，防止其从皮肤上脱落。在涂抹凡士林的穴位上放上麦粒大小的艾炷，点燃施灸。当艾炷快要燃尽或患者感觉疼痛时用镊子移去艾炷，再重新施第 2 壮。每穴灸 3~5 壮，以皮肤潮红为度。每日灸 1~2 次。

此法适用于发热汗出，兼见烦躁、口渴多饮、小便短赤的重度中暑患者。

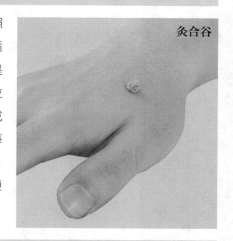
灸合谷

艾灸方法 2

取**肾俞、气海、关元、阴郄、太渊**等穴位，按照先灸腰背部穴位再灸胸腹部穴位的顺序施灸。让患者取合适的体位，在要施灸的穴位皮肤上涂抹一层凡士林，以黏附艾炷，防止其从皮肤上脱落。在已涂凡士林的穴位上放置麦粒大小的艾炷，点燃施灸。当患者感觉疼痛或艾炷燃近皮肤时，用镊子移去艾炷更换第 2 壮。每穴灸 3~5 壮，每日灸 1~2 次。

此灸法适用于发热汗出，兼见精神衰惫、四肢困倦、胸闷气短、不思饮食的中暑患者。

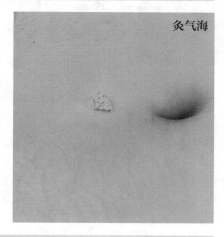
灸气海

艾灸方法 3

取**神阙**穴，让患者取仰卧位，露出肚脐。将纯食盐放入肚脐中，填平脐孔。注意，穴位处不可有伤口等溃烂，以免放上盐后引起疼痛。把中艾炷放置在装满盐的穴位上，点燃施灸。当艾炷快要燃尽或患者感觉疼痛时更换第 2 壮。此穴灸的壮数应依据治疗情况，以患者感觉舒适为度。

此灸法适用于身热大汗不止，继则厥逆，冷汗自出，烦躁不安，面色苍白，甚至昏迷、不省人事的患者。

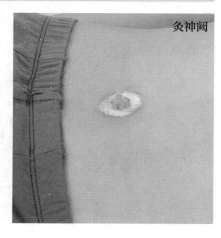
灸神阙

痔疮

痔疮包括内痔、外痔、混合痔，是肛门直肠底部及肛门黏膜的静脉丛发生曲张而形成一个或多个柔软的静脉团的一种慢性疾病。其常见症状为患处作痛、便血等，发病原因颇多，主要是由生活不规律，久坐、久站、劳累、便秘、妊娠等原因造成的。

特效穴位

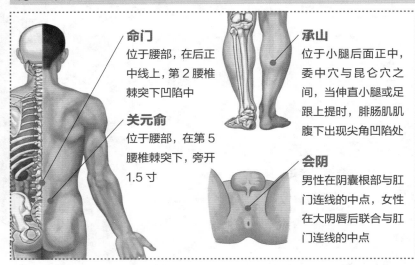

命门
位于腰部，在后正中线上，第 2 腰椎棘突下凹陷中

关元俞
位于腰部，在第 5 腰椎棘突下，旁开 1.5 寸

承山
位于小腿后面正中，委中穴与昆仑穴之间，当伸直小腿或足跟上提时，腓肠肌肌腹下出现尖角凹陷处

会阴
男性在阴囊根部与肛门连线的中点，女性在大阴唇后联合与肛门连线的中点

吴中朝教你 艾灸 祛百病

艾灸方法

取**承山、关元俞、会阴、命门**等穴位，按照先灸上部穴位再灸下部穴位的顺序施灸。让患者取合适体位，施灸者点燃艾条的一端，火头对准要灸的穴位，距离皮肤 3~5 厘米施灸，以穴位处皮肤有温热感而无灼痛感为宜。每穴灸 10 分钟，以灸处皮肤潮红为度，每日灸 1 次，10 次为一个疗程，每个疗程间隔 1 天。灸会阴穴时采用隔姜灸。施灸时要小心操作，注意力要集中，避免烫伤患者皮肤或引燃衣物。

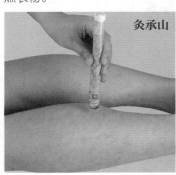

灸承山

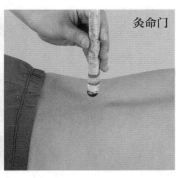

灸命门

泡脚小偏方

原料 茄根 80 克，苦参 20 克。

方法 1. 将茄根、苦参放入锅中，加 2 升清水浸泡 10 分钟，大火煮沸后转小火煎 30 分钟，去渣取汁。

2. 将药汁分成两份，一份清洗痔部位，一份晾温后泡脚 15~20 分钟，每天 1 次。

适用人群 湿热导致的痔患者，患处肿胀、瘙痒、出血等症。

功效 方中茄根祛风利湿、清热止血，苦参清热利湿。

脱肛又称直肠脱垂，指肛管直肠外翻而脱出于肛门外的一种现象，轻者排便时直肠黏膜脱出，便后可自行回缩；重者直肠全层脱出，除大便时脱出外，甚至咳嗽、行走、下蹲时也脱出，须用手推回或卧床休息后方能回缩。

特效穴位

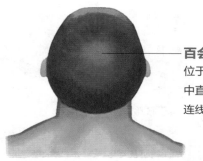

百会
位于头部，在前发际正中直上 5 寸，或两耳尖连线的中点处

艾灸方法

取**百会**穴施灸。先将新鲜的老姜切成厚约 0.3 厘米的薄片，用针在姜片上扎数个小孔，然后把姜片放在百会穴上。放置姜片前要把穴位上的头发用手拨向两边，露出头皮，否则热力不易穿透。把中艾炷放置在姜片的中心，点燃艾炷施灸。若在施灸过程中患者感觉疼痛，可把姜片略抬起旋即放下，反复操作，以缓解疼痛。一炷燃尽更换第 2 壮重新施灸，共灸 5~7 壮。每日灸 1~2 次。

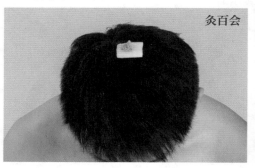

灸百会

茶包小偏方

桑叶茶

[原料] 桑叶 20 克。

[做法] 1. 将材料捣成小块，分成 3 份。

2. 将每份用细纱布包起来，热水冲泡即可饮用。

[功效] 止痛、治脱垂。

[用法及宜忌] 每天早晚各 1 次。

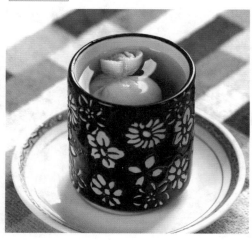

假性近视

假性近视是由于用眼过度致使睫状肌持续收缩痉挛，晶状体厚度增加，视物模糊不清。假性近视若不及时缓解，眼球长期受到紧张的眼外肌的压迫，终究会导致眼轴变大而成为真性近视。

特效穴位

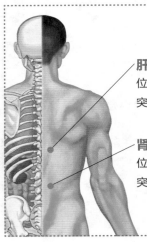
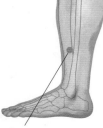

肝俞
位于背部，在第 9 胸椎棘突下，旁开 1.5 寸

肾俞
位于腰部，在第 2 腰椎棘突下，旁开 1.5 寸

光明
位于小腿外侧，在外踝尖上 5 寸，腓骨前缘

吴中朝教你 艾灸 祛百病

艾灸方法

取**肝俞、肾俞、光明**等穴位，按照先灸上部穴位再灸下部穴位的顺序施灸，让患者取合适体位，施灸者将艾条的一端点燃，火头对准穴位，距离皮肤 3~5 厘米施灸。使穴位皮肤有温热感而无灼痛感为宜。若患者知觉减退，施灸者可将食指和中指放在穴位周围感受温度，以免灼伤患者皮肤。每穴灸 5~10 分钟，灸至穴位处皮肤潮红为度。每日灸 1~2 次。

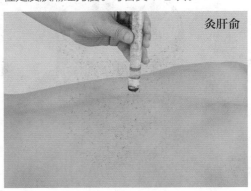

灸肝俞

食疗小偏方

枸杞银耳汤

[原料] 银耳 10 克，枸杞子 10 克，冰糖 20 克。

[做法] 将银耳用清水泡发，撕碎洗净；枸杞子用清水洗净浸泡 3 分钟后，与银耳、冰糖共放入锅内，加适量清水，用大火煮沸，改用小火煎煮，至银耳熟烂即可。

[功效] 有养阴补血、滋补肝肾、益精明目的功效。枸杞银耳汤对肝肾不足等所致的眼目昏花、视力减退等症疗效尤佳。

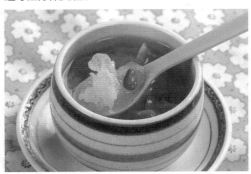

慢性鼻炎是鼻腔黏膜和黏膜下层的慢性炎症，表现为鼻黏膜的慢性充血肿胀，主要症状为鼻塞、流涕、嗅觉障碍。中医认为本病多因身体肺脾气虚，卫外不固，加之调摄不慎，反复感受风寒或风热之邪，内外相合而成。病久疾病深入于里，脉络不通，气滞血瘀，鼻窍窒塞，顽固难愈。

特效穴位

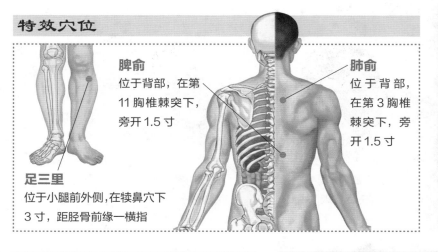

脾俞
位于背部，在第11胸椎棘突下，旁开1.5寸

肺俞
位于背部，在第3胸椎棘突下，旁开1.5寸

足三里
位于小腿前外侧，在犊鼻穴下3寸，距胫骨前缘一横指

艾灸方法

取**肺俞、脾俞、足三里**等穴位，按照先灸上部穴位再灸下部穴位的顺序施灸。将新鲜的老姜切成厚约 0.3 厘米的薄片，用针在上面扎数个小孔。然后让患者取合适体位，把姜片放置在要施灸的穴位上。把中艾炷放置在姜片的中央，点燃艾炷施灸。施灸过程中若患者感觉疼痛可将姜片略略抬起旋即放下，反复操作，以缓解患者的灼痛感。每穴灸 5~7 壮，以穴位处皮肤潮红为度。每日灸 1~2 次。

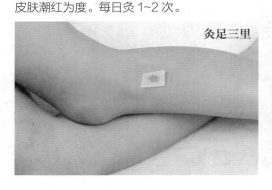

灸足三里

泡脚小偏方

[材料] 细辛、薄荷、干姜各 10 克，荆芥、桂枝、黄芩各 15 个。

[方法] 1. 将所有药物放入锅中，加入 2 升清水浸泡 5 分钟，然后煎 30 分钟，去渣取汁。

2. 将药汁倒入盆中，晾温后兑入适量温水泡脚，水量要没过小腿。每次泡 15~20 分钟，每天 1 剂。

[功效] 每晚睡觉前用此方法泡脚，可以通经络、活血脉、调整脏腑功能，可以缓解慢性鼻炎症状。

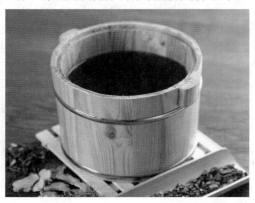

鼻窦炎

鼻窦炎是鼻旁窦黏膜的非特异性炎症，为一种鼻科常见多发病。可分为急性和慢性两类，急性化脓性鼻窦炎多继发于急性鼻炎，以鼻塞、多脓涕、头痛为主要特征；慢性化脓性鼻窦炎常继发于急性化脓性鼻窦炎，以多脓涕为主要表现，可伴有轻重不一的鼻塞、头痛及嗅觉障碍。

特效穴位

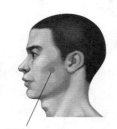
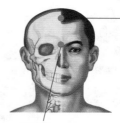

上星
位于头部，在前发际正中直上1寸

下关
位于面部耳前方，在颧弓与下颌切迹所形成的凹陷中

印堂
位于前额部，在两眉头间连线与前正中线之交点处

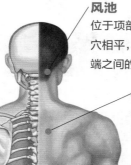

风池
位于项部，在枕骨之下，与风府穴相平，胸锁乳突肌与斜方肌上端之间的凹陷处

肺俞
位于背部，在第3胸椎棘突下，旁开1.5寸

合谷
位于手背，第1掌骨与第2掌骨间，在第2掌骨桡侧的中点处

艾灸方法

取**上星、印堂、肺俞、风池、下关、合谷**等穴位，按照先灸头部穴位再灸四肢穴位、先灸上部穴位再灸下部穴位的顺序施灸。让患者取舒适的体位，施灸者点燃艾条的一端，火头对准穴位皮肤，距离皮肤3厘米左右，然后施灸者手持艾条在皮肤上方左右移动或旋转移动，使皮肤有温热感但无灼痛感为宜。移动时速度不可过快，防止艾灰掉落灼伤皮肤或点燃织物。移动范围维持在直径3厘米左右。每穴灸10~15分钟。

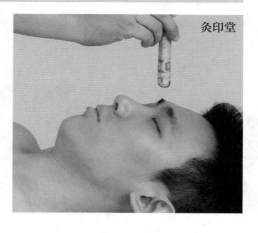

灸印堂

鼻出血是指由于鼻黏膜的毛细血管脆弱，血管受到破坏后，血液从鼻孔里流出的一种病症。鼻出血多为单侧，亦可为双侧；可间歇反复出血，亦可持续出血；出血量多少不一，轻者仅鼻涕中带血，重者可引起失血性休克；反复出血则可导致贫血。多数出血可自止。

特效穴位

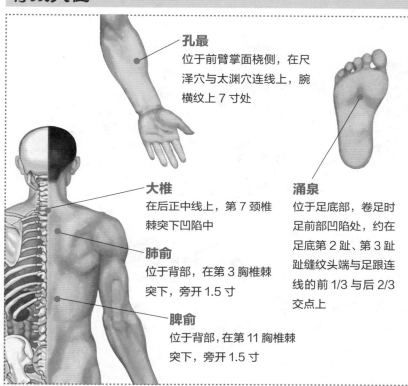

孔最
位于前臂掌面桡侧，在尺泽穴与太渊穴连线上，腕横纹上7寸处

大椎
在后正中线上，第7颈椎棘突下凹陷中

肺俞
位于背部，在第3胸椎棘突下，旁开1.5寸

脾俞
位于背部，在第11胸椎棘突下，旁开1.5寸

涌泉
位于足底部，卷足时足前部凹陷处，约在足底第2趾、第3趾趾缝纹头端与足跟连线的前1/3与后2/3交点上

艾灸方法

取**大椎、肺俞、脾俞、涌泉、孔最**等穴位，按照先灸上部穴位再灸下部穴位的顺序施灸。让患者取舒适的体位，施灸者点燃艾条的一端，手持艾条，让火头对准穴位施灸，与皮肤的距离保持3~5厘米。使患者局部有温热感而无灼痛感为宜。每穴灸15~20分钟，以局部皮肤潮红为度，每日灸1~2次。施灸过程中，施灸者注意力要集中，以免艾灰掉落，灼伤皮肤。

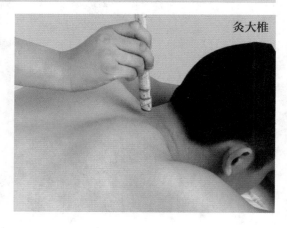

灸大椎

牙痛

牙痛是牙齿因各种原因引起的疼痛，为口腔疾患中常见症状之一。龋齿、牙髓炎、根尖周围炎和牙本质过敏等都会引起牙痛，遇冷、热、酸、甜等刺激时牙痛会发作或加重。

特效穴位

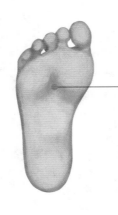

涌泉
位于足底部，卷足时足前部凹陷处，约在足底第 2 趾、第 3 趾趾缝纹头端与足跟连线的前 1/3 与后 2/3 交点上

艾灸方法

取**涌泉**穴施灸。把一瓣大蒜切成厚约0.3厘米的薄片，用针在其上扎数个小孔。然后让患者取俯卧位，露出脚底，把蒜片放在穴位皮肤上。把中艾炷放置在蒜片中央，点燃施灸。当患者感觉疼痛或艾炷快要燃尽时更换第 2 壮重新施灸。当灸完 4~5 壮后要更换蒜片继续施灸。共灸 7 壮，以穴位处皮肤潮红为度。

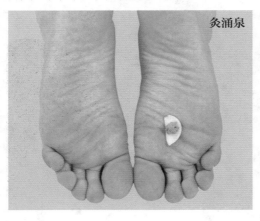

灸涌泉

食疗小偏方

绿豆鸡蛋糖水

[原料] 绿豆 100 克，鸡蛋 1 个，冰糖适量。

[做法] 将绿豆洗净，放锅里加水适量，煮至绿豆烂熟，把鸡蛋打入绿豆汤里，搅匀，加冰糖调味，稍凉后一次服完，连服二三天。

[功效] 适宜风热牙病患者食用。

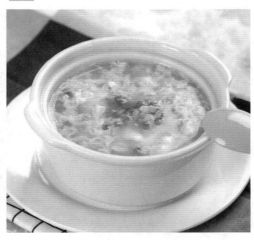

口腔溃疡是一种以周期性反复发作为特点的口腔黏膜局限性溃疡损伤，可自愈，可发生在口腔黏膜的任何部位。口腔溃疡的诱因可能是局部创伤、精神紧张、食物、药物、激素水平改变及维生素或微量元素缺乏。

特效穴位

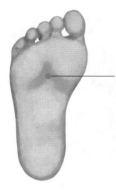

涌泉

位于足底部，卷足时足前部凹陷处，约在足底第 2 趾、第 3 趾趾缝纹头端与足跟连线的前 1/3 与后 2/3 交点上

艾灸方法

取**涌泉**穴。把大蒜横切成厚约 0.3 厘米的薄片，用针在蒜片上扎数个小孔。然后让患者取合适体位，露出脚底，把蒜片放置在穴位上。把中艾炷放置在蒜片中央，点燃艾炷施灸。当艾炷快要燃尽或患者感觉疼痛时更换第 2 壮艾炷，施灸 4~5 壮后更换蒜片。此穴共灸 7 壮，以穴位皮肤出现红晕为度。

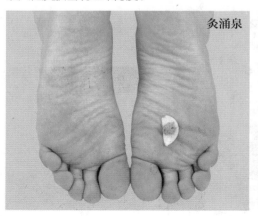

灸涌泉

食疗小偏方

薄荷绿豆汤

原料 绿豆 300 克，薄荷 5 克，白糖 10 克。

做法 将绿豆浸泡 3 小时，放入锅中，加清水 500 克，大火煮沸后改小火熬煮成粥。薄荷用水冲洗干净，加 1 大碗水，浸泡半小时，然后用大火煮沸，冷却，过滤，再与冷却的绿豆汤混合搅匀，加白糖调味即可。

功效 薄荷性凉、味辛，有清热、辟秽的功效。口舌生疮者宜用薄荷煎水代茶饮。

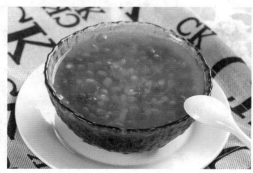

慢性咽炎

慢性咽炎是指慢性感染所引起的弥漫性咽部病变，多发生于成年人，常伴有其他呼吸系统疾病。其常见症状为咽部有异物感、作痒微痛、干燥灼热等；常有黏稠分泌物附于咽后壁不易清除，夜间尤甚，"吭吭"作声。分泌物可引起刺激性咳嗽，甚或恶心、呕吐。

特效穴位

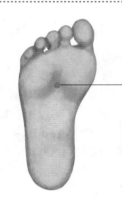

涌泉
位于足底部，卷足时足前部凹陷处，约在足底第 2 趾、第 3 趾趾缝纹头端与足跟连线的前 1/3 与后 2/3 交点上

吴中朝教你 **艾灸** 祛百病

艾灸方法

取**涌泉**穴施灸，让患者取俯卧位，露出脚底。施灸者点燃艾条的一端，火头对准穴位，距离皮肤 3~5 厘米施灸，以患者穴位皮肤有温热感而无疼痛感为宜。对知觉减退的患者，施灸者可把食指和中指放在穴位周围以感受温度，防止灼伤患者。灸涌泉穴 15~30 分钟，以局部皮肤潮红为度。

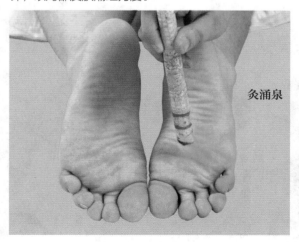

灸涌泉

泡脚小偏方

原料 鱼腥草 150 克，细辛 100 克，麻黄 50 克。

方法 1. 将鱼腥草、细辛、麻黄放入锅中，加入 3 升清水浸泡 10 分钟，大火煮沸后转小火煎 30 分钟，去渣取汁。

2. 将药汁倒入盆中，兑入适量热水至水量没过小腿，晾温后泡脚 15~20 分钟，每天 1 次。每剂 2 次。

功效 方中药物有祛风除湿、宣肺理气、止咳止痛的作用，适合慢性咽炎患者。

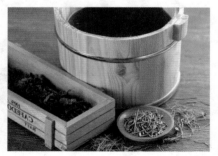

急性扁桃体炎是腭扁桃体的一种非特异性急性炎症，常伴有一定程度的咽黏膜及咽淋巴组织的急性炎症，常发生于儿童及青少年。此病起病急，主要症状有恶寒、高热（体温可达 39~40℃，尤其是幼儿可因高热而抽搐、呕吐或昏睡）、食欲缺乏、便秘及全身酸困等。

特效穴位

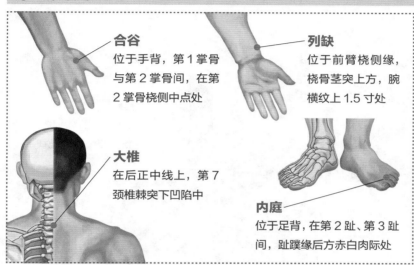

合谷
位于手背，第 1 掌骨与第 2 掌骨间，在第 2 掌骨桡侧中点处

列缺
位于前臂桡侧缘，桡骨茎突上方，腕横纹上 1.5 寸处

大椎
在后正中线上，第 7 颈椎棘突下凹陷中

内庭
位于足背，在第 2 趾、第 3 趾间，趾蹼缘后方赤白肉际处

艾灸方法

取**合谷、列缺、内庭、大椎**等穴位，按照先灸上部穴位再灸下部穴位的顺序施灸。施灸者点燃艾条，火头的一端对准穴位，距离皮肤 3 厘米左右。然后手持艾条左右移动或旋转移动，移动范围在 3 厘米左右。施灸 15~20 分钟，以出现红晕为度。每日灸 1 次，5 次为一个疗程，每个疗程间隔 3 天。施灸过程中，施灸者注意力要集中，避免艾灰掉落灼伤皮肤。

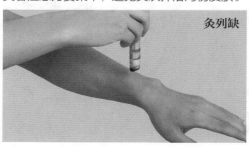

灸列缺

食疗小偏方

苦瓜炖银耳

[原料] 苦瓜 300 克，水发银耳 100 克，枸杞子 10 克，冰糖适量。

[做法] 苦瓜洗净、去瓤，切成块；银耳洗净、撕成小朵。锅中倒入适量清水，放入苦瓜和银耳，然后加入枸杞子、冰糖，待苦瓜、银耳炖熟即可。

[功效] 苦瓜、银耳都具有清热解毒、除邪热的功效，能缓解急性扁桃体炎症状。

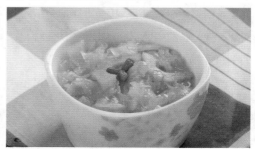

落枕

落枕是以颈部疼痛、颈项僵硬、转侧不便为主要表现的颈部软组织急性扭伤或炎症。其常见发病经过是入睡前并无任何症状，晨起后却感到项背部明显酸痛，颈部活动受限。这说明病起于睡眠之后，与睡枕及睡眠姿势有密切关系。

特效穴位

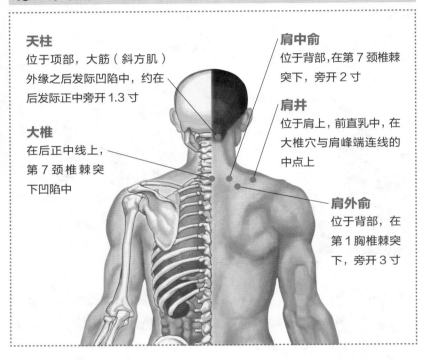

天柱
位于项部，大筋（斜方肌）外缘之后发际凹陷中，约在后发际正中旁开 1.3 寸

大椎
在后正中线上，第 7 颈椎棘突下凹陷中

肩中俞
位于背部，在第 7 颈椎棘突下，旁开 2 寸

肩井
位于肩上，前直乳中，在大椎穴与肩峰端连线的中点上

肩外俞
位于背部，在第 1 胸椎棘突下，旁开 3 寸

艾灸方法

取**大椎、天柱、肩井、肩外俞、肩中俞**等穴位，让患者取坐位或俯卧位，施灸者点燃艾条的一端，火头对准穴位皮肤，距离皮肤 3~5 厘米施灸。以患者穴位处皮肤有温热感而无疼痛感为宜。若患者知觉减退，施灸者可把食指和中指放在穴位周围感受温度，防止灼伤皮肤。每穴灸 15~20 分钟，以患者灸处皮肤潮红为度。这样的治疗每日 1~2 次。灸天柱穴时，可在穴位处放置一姜片，以免艾灰掉落在头发上，引燃头发。

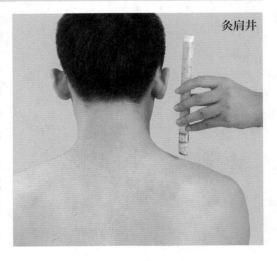

灸肩井

网球肘即肱骨外上踝炎，是肘外侧疼痛的一种疾病。疼痛的产生是由于负责手腕及手指背向伸展的肌肉重复用力而引起的，因网球运动员易患此病而得名。家庭主妇、砖瓦工、木工等长期反复用力做肘部活动者，也易患此病。

特效穴位

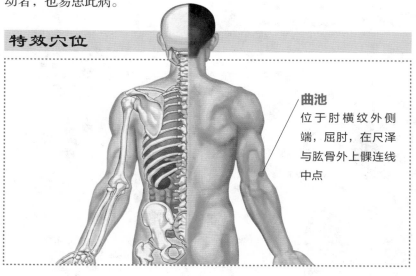

曲池
位于肘横纹外侧端，屈肘，在尺泽与肱骨外上髁连线中点

艾灸方法

取**曲池、阿是**等穴施灸。先将新鲜的老姜切成厚约 0.3 厘米的薄片，用针在姜片上扎数个小孔。然后，让患者把患肘放在桌面上，把姜片放置在要施灸的穴位上。把中艾炷放置在姜片的中心，点燃艾炷，施灸过程中若患者感觉灼痛，可把姜片略抬起旋即放下，反复操作以缓解疼痛。燃尽一壮后再更换第 2 壮，每穴灸 5~7 壮，以穴位处皮肤潮红为度，每日灸 1~2 次。

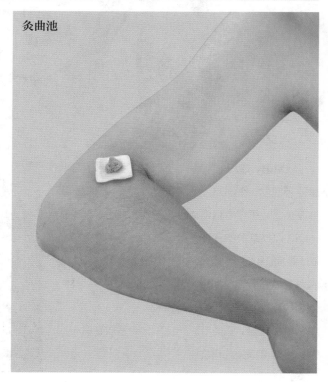

灸曲池

坐骨神经痛

坐骨神经痛是一种坐骨神经病变，指坐骨神经分布范围即腰、臀部、大腿后、小腿后外侧和足外侧发生的疼痛症状群。本病男性青壮年多见，近年来尤其常见于在办公室工作和使用电脑时间过长的人群。

特效穴位

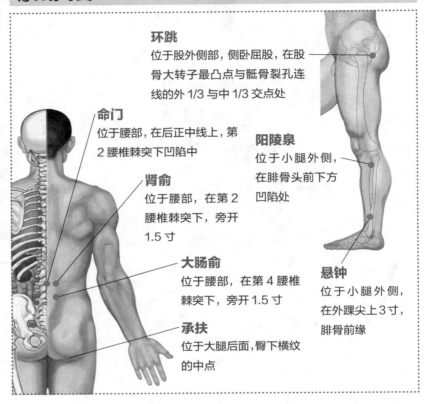

环跳
位于股外侧部，侧卧屈股，在股骨大转子最凸点与骶骨裂孔连线的外 1/3 与中 1/3 交点处

命门
位于腰部，在后正中线上，第 2 腰椎棘突下凹陷中

阳陵泉
位于小腿外侧，在腓骨头前下方凹陷处

肾俞
位于腰部，在第 2 腰椎棘突下，旁开 1.5 寸

大肠俞
位于腰部，在第 4 腰椎棘突下，旁开 1.5 寸

悬钟
位于小腿外侧，在外踝尖上 3 寸，腓骨前缘

承扶
位于大腿后面，臀下横纹的中点

艾灸方法

取**肾俞、命门、大肠俞、环跳、承扶、阳陵泉、悬钟**等穴位，按照先灸上部穴位再灸下部穴位的顺序施灸。让患者取合适体位，施灸者立于患者身体一侧，点燃艾条的一端，火头对准要施灸的穴位皮肤，距离皮肤 3~5 厘米施灸，以患者感觉穴位处皮肤有温热感而无疼痛感为宜。每穴灸 15~20 分钟，灸至局部皮肤潮红为度。每日灸 1~2 次。注意，若患者知觉减退，施灸者应把食指和中指放在穴位周围感受温度以免灼伤皮肤。

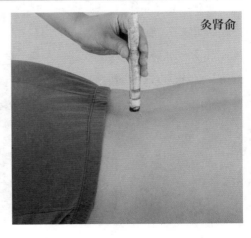

灸肾俞

急性腰扭伤俗称闪腰，为腰部软组织包括肌肉、韧带、筋膜、关节突关节的急性扭伤。急性腰扭伤多见于青壮年，主要是由肢体超限度负重、姿势不正确、动作不协调、突然失足、猛烈提物、活动时没有准备、活动范围过大等导致的。

特效穴位

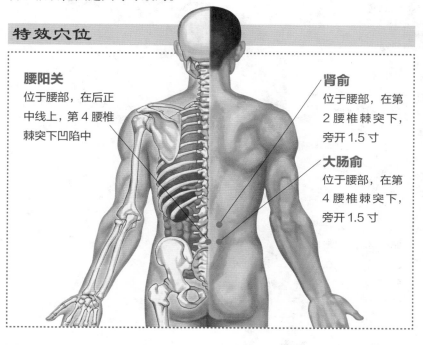

腰阳关
位于腰部，在后正中线上，第4腰椎棘突下凹陷中

肾俞
位于腰部，在第2腰椎棘突下，旁开1.5寸

大肠俞
位于腰部，在第4腰椎棘突下，旁开1.5寸

71

艾灸治疗家庭常见病

艾灸方法

　　取**肾俞、大肠俞、腰阳关、阿是**等穴位，让患者取俯卧位，暴露出穴位皮肤。施灸者站在患者身体一侧，点燃艾条的一端，火头对准要灸的穴位，距离皮肤3~5厘米，以患者穴位皮肤处有温热感而无疼痛感为宜。每穴灸15~20分钟，灸至穴位处皮肤潮红为度。每日灸1~2次。施灸者注意力要集中，防止灼伤患者皮肤。

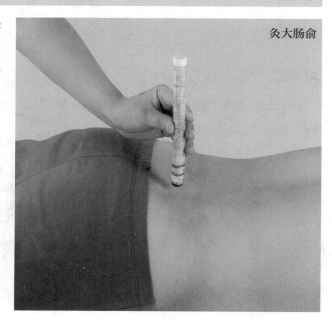

灸大肠俞

膝关节骨关节炎是指由于膝关节软骨变性、骨质增生而引起的一种慢性骨关节疾患，可单侧发病，也可双侧发病。多见于体力劳动者、血压高、体形肥胖的患者。

特效穴位

血海
屈膝，在大腿内侧，髌底内侧端上 2 寸，在股四头肌内侧头的隆起处

阳陵泉
位于小腿外侧，在腓骨头前下方凹陷处

悬钟
位于小腿外侧，在外踝尖上 3 寸，腓骨前缘

梁丘
屈膝，位于大腿前面，在髂前上棘与髌底外侧端的连线上，髌底上 2 寸

足三里
位于小腿前外侧，在犊鼻穴下 3 寸，距胫骨前缘一横指

艾灸方法

取足三里、悬钟、阳陵泉、血海、梁丘、阿是等穴位，每次选择其中的 3~6 个穴位施灸，建议自灸可以灸到的穴位，便于掌握温度。取合适的体位，点燃艾条的一端，火头对准要灸的穴位，距离皮肤约 3 厘米高度，然后手持艾条一起一落地移动，好像鸟雀啄食一样。施灸过程中要防止因热力较强、温度过高烧伤皮肤。每穴灸 10~15 分钟，每日灸 1 次，10 天为一个疗程，每个疗程间隔 5 天。

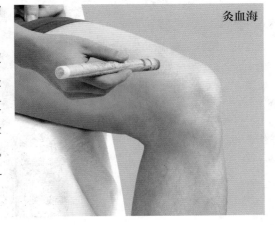

灸血海

踝关节扭伤是指在外力作用下，关节骤然向一侧活动而超过其正常活动度时，引起关节周围软组织如关节囊、韧带、肌腱等发生撕裂损伤。踝关节扭伤是很常见的一种损伤，日常行走、奔跑、上下楼梯或体育运动时，都有可能扭伤踝关节。

特效穴位

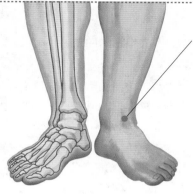

解溪
位于足背与小腿交界处的横纹中央凹陷中，在拇长伸肌腱与趾长伸肌腱之间

艾灸方法

取**解溪、阿是**等穴，让患者取合适的体位，施灸者点燃艾条的一端，火头对准要灸的穴位，距离皮肤 3~5 厘米施灸，使患者穴位处皮肤有温热感而无灼痛感为宜，若患者知觉迟钝，施灸者可把食指和中指放在穴位周围感受温度，防止灼伤皮肤。每穴灸 15~20 分钟，灸至局部皮肤潮红为度。每日灸 1~2 次。施灸过程中，施灸者注意力要集中，避免艾灰掉落灼伤皮肤。

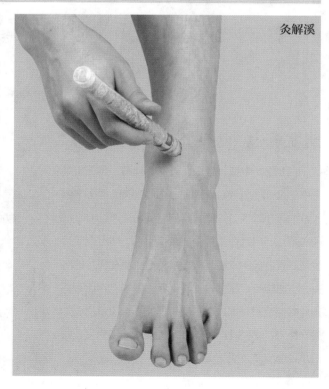

灸解溪

荨麻疹

荨麻疹是一种过敏性皮疹，俗称风团，是一种皮肤病。症状是局部或全身性皮肤突然成片出现红色肿块，甚痒。致病因素复杂，某些食物、药品、虫咬、细菌感染、接触刺激性物质及冷热过敏等，均可引起此种病症。

特效穴位

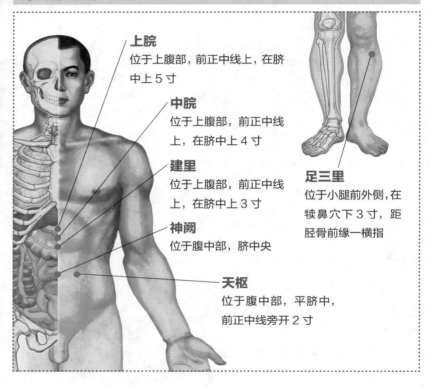

上脘
位于上腹部，前正中线上，在脐中上 5 寸

中脘
位于上腹部，前正中线上，在脐中上 4 寸

建里
位于上腹部，前正中线上，在脐中上 3 寸

神阙
位于腹中部，脐中央

天枢
位于腹中部，平脐中，前正中线旁开 2 寸

足三里
位于小腿前外侧，在犊鼻穴下 3 寸，距胫骨前缘一横指

艾灸方法

取**上脘、中脘、建里、天枢、神阙、足三里**等穴中的 4~5 个穴位，按照先灸上部穴位再灸下部穴位的顺序施灸。先将新鲜的老姜切成厚约 0.3 厘米的薄片，用针在姜片上扎数个小孔，然后把姜片放置在要施灸的穴位上。把中艾炷放置在姜片的中央，点燃施灸。施灸过程中，若患者感觉疼痛可将姜片略略抬起旋即放下，反复操作，以缓解皮肤灼痛。每穴灸 2~3 壮，以患者穴位皮肤潮红为度。每日 1~2 次，7 次为一个疗程。

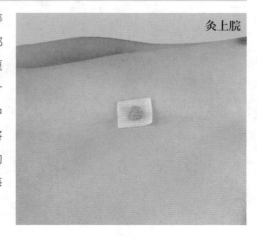
灸上脘

神经性皮炎

神经性皮炎是以对称性皮肤粗糙肥厚，剧烈瘙痒为主要表现的皮肤性疾病。好发于颈部、四肢、腰骶。自觉症状为阵发性剧痒，夜间尤甚，影响睡眠。搔抓后引致血痕及血痂，严重者可继发毛囊炎及淋巴结炎。本病为慢性疾病，症状时轻时重，治愈后容易复发。

特效穴位

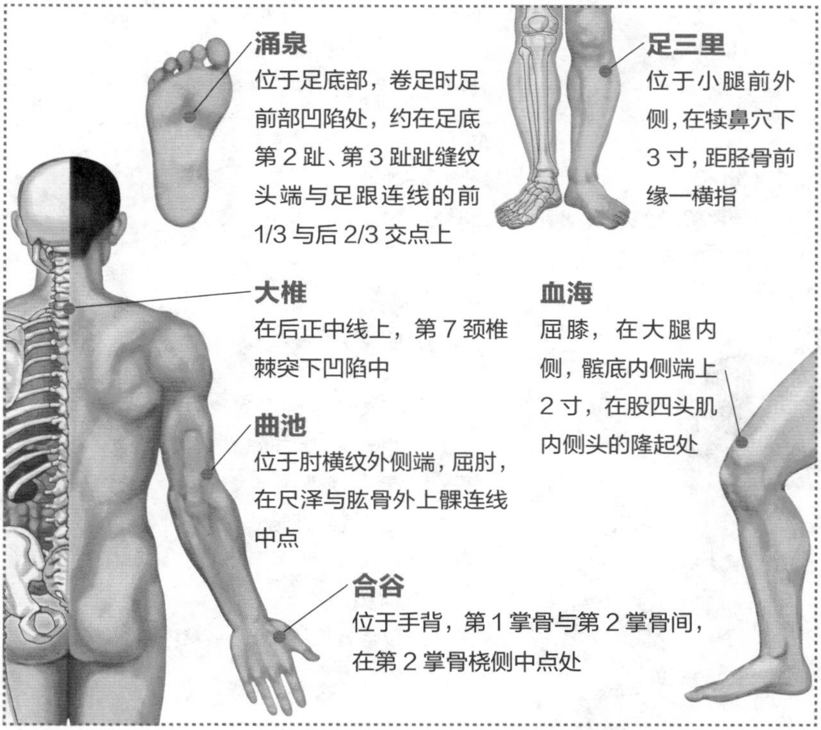

涌泉
位于足底部，卷足时足前部凹陷处，约在足底第 2 趾、第 3 趾趾缝纹头端与足跟连线的前 1/3 与后 2/3 交点上
足三里
位于小腿前外侧，在犊鼻穴下 3 寸，距胫骨前缘一横指
大椎
在后正中线上，第 7 颈椎棘突下凹陷中
血海
屈膝，在大腿内侧，髌底内侧端上 2 寸，在股四头肌内侧头的隆起处
曲池
位于肘横纹外侧端，屈肘，在尺泽与肱骨外上髁连线中点
合谷
位于手背，第 1 掌骨与第 2 掌骨间，在第 2 掌骨桡侧中点处

艾灸方法

取**大椎、曲池、合谷、血海、足三里、涌泉、阿是**等穴位，按照先灸上部穴位再灸下部穴位的顺序施灸。选择个头较大的蒜，切成厚约 0.3 厘米的薄片，用针在上面扎数个小孔，以增强其透热性。然后把蒜片放置在要施灸的穴位上。把中艾炷放置在蒜片的中央，点燃艾炷施灸。当艾炷燃尽或患者感觉疼痛时需要更换艾炷。施灸 4~5 壮时要更换新的蒜片，重新施灸。每穴灸 7 壮为宜，以穴位处皮肤潮红为度。

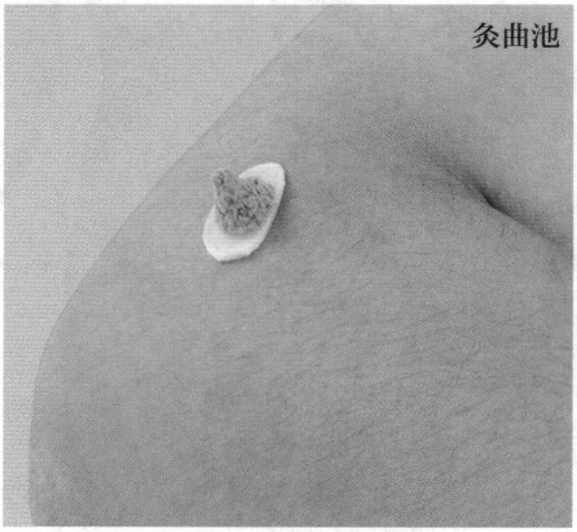

灸曲池

带状疱疹是由水痘—带状疱疹病毒引起的急性炎症性皮肤病。其主要特点为簇集水疱，沿一侧周围神经呈群集带状分布，常伴有明显神经痛。本病好发于成人，春秋季节多见。发病率随年龄增大而呈显著上升。

特效穴位

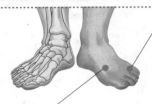

侠溪
位于足背外侧，在第 4 趾、第 5 趾缝间，趾蹼缘后方赤白肉际处

血海
屈膝，在大腿内侧，髌底内侧端上 2 寸，在股四头肌内侧头的隆起处

太冲
位于足背侧，第 1、2 跖骨结合部之前凹陷中

曲泉
位于膝内侧，屈膝，在膝关节内侧面横纹内侧端，股骨内侧髁的后缘，半腱肌、半膜肌止端的前缘凹陷处

肝俞
位于背部，在第 9 胸椎棘突下，旁开 1.5 寸

肩贞
位于肩关节后下方，臂内收时，腋后纹头上 1 寸

胆俞
位于背部，在第 10 胸椎棘突下，旁开 1.5 寸

外关
位于手背腕横纹上 2 寸，尺骨与桡骨之间，阳池穴与肘尖的连线上

吴中朝教你 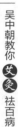 艾灸 祛百病

艾灸方法

取**肩贞、肝俞、胆俞、外关、血海、曲泉、太冲、侠溪、阿是**等穴位，按照先灸上部穴位再灸下部穴位的顺序施灸。建议自己灸可以灸到的穴位，便于掌控温度。患者取合适体位，施灸者点燃艾条的一端，火头距离皮肤约3厘米，对准穴位皮肤，在皮肤上方左右往返移动，或者旋转施灸，移动范围在3厘米左右。施灸时温度以患者有温热感而无疼痛感为宜。每穴灸20~30分钟，以局部皮肤潮红为度。这样的治疗每天1次，7天为一个疗程。此方法最适宜于急性期的治疗。

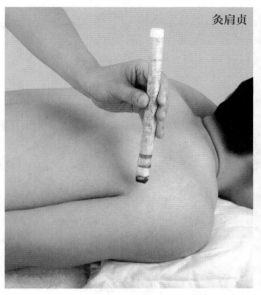
灸肩贞

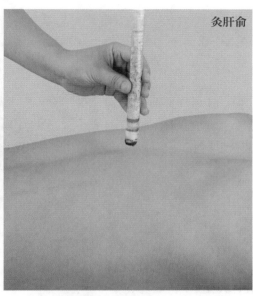
灸肝俞

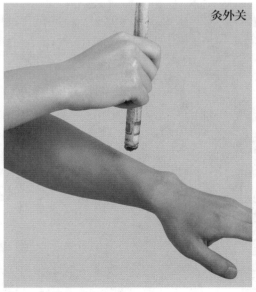
灸外关

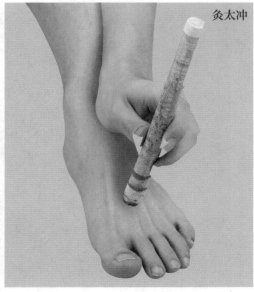
灸太冲

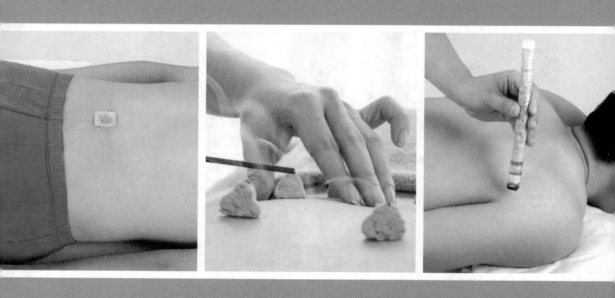

艾灸治疗中老年人常见慢性病

糖尿病

糖尿病是以高血糖为主要特点的病症，常见症状有多尿、多饮、多食、消瘦等。它与过食肥腻和甜食、过度饮酒、长期精神刺激、过度劳累有直接关系。

特效穴位

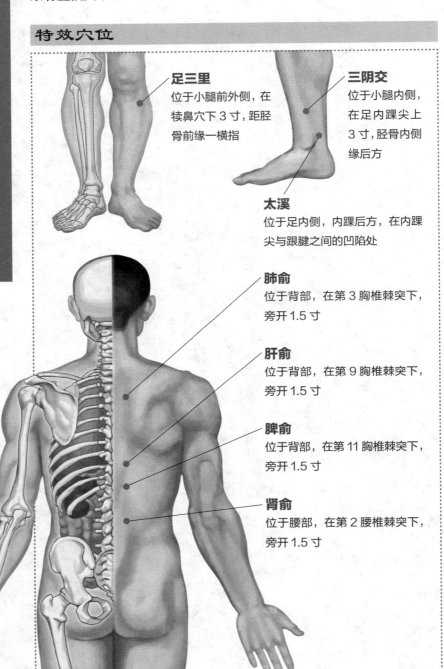

足三里
位于小腿前外侧，在犊鼻穴下3寸，距胫骨前缘一横指

三阴交
位于小腿内侧，在足内踝尖上3寸，胫骨内侧缘后方

太溪
位于足内侧，内踝后方，在内踝尖与跟腱之间的凹陷处

肺俞
位于背部，在第3胸椎棘突下，旁开1.5寸

肝俞
位于背部，在第9胸椎棘突下，旁开1.5寸

脾俞
位于背部，在第11胸椎棘突下，旁开1.5寸

肾俞
位于腰部，在第2腰椎棘突下，旁开1.5寸

吴中朝教你 艾灸 祛百病

艾灸方法

选择**肺俞、肝俞、脾俞、肾俞、三阴交、太溪、足三里**等穴位施灸。让患者取舒适体位，先灸背部的穴位，再灸四肢的穴位。为防止艾炷脱落，施灸前先在穴位皮肤上涂上一层凡士林，以增加黏附作用，防止直接灸时艾炷从皮肤上脱落。把麦粒大小的艾炷放置在皮肤上，用火柴点燃，当艾炷烧近皮肤，患者感到皮肤发烫或有轻微灼痛感时，用镊子夹去艾炷，再继续施第2壮。每穴灸3~5壮。施灸后，穴位周围会出现一片红晕，若1~2小时后起疱可不挑破，3~5日内会自行结痂脱落。这样的治疗隔日1次，1次为一个疗程，连续灸5~6个疗程。

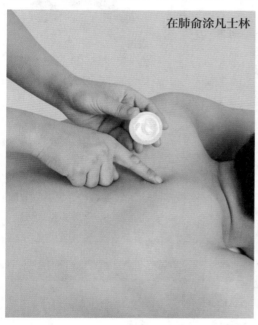

在肺俞涂凡士林

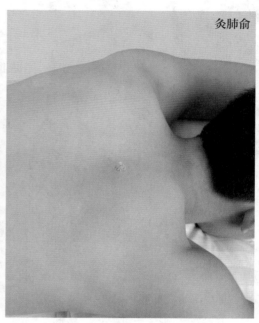

灸肺俞

食疗小偏方

黄瓜木耳汤

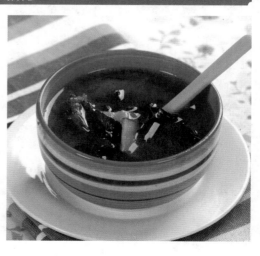

[原料] 黄瓜 250 克，水发木耳 20 克，盐、酱油、香油各适量。

[做法] 黄瓜去皮、去瓤，切厚块；木耳洗净，去蒂，沥去水分。锅烧热下少许油爆炒木耳，加适量水和少许酱油烧滚，然后倒入黄瓜，待黄瓜滚至熟烂时，以盐、香油调味即可。

[功效] 黄瓜、木耳都是糖尿病患者可以多吃的食物，两者搭配清爽可口，热量不高，适合糖尿病患者食用。

高血压

高血压是一种以舒张压和（或）收缩压增高为特点的全身性慢性疾病，往往伴有头痛、头晕、耳鸣、失眠等症状，还可导致心、脑、肾等发生病变。

特效穴位

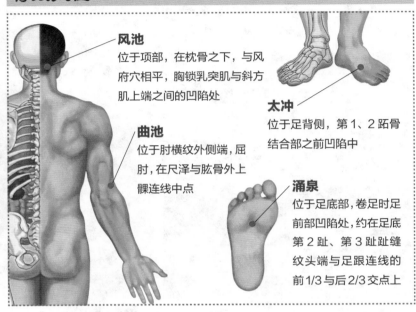

风池
位于项部，在枕骨之下，与风府穴相平，胸锁乳突肌与斜方肌上端之间的凹陷处

曲池
位于肘横纹外侧端，屈肘，在尺泽与肱骨外上髁连线中点

太冲
位于足背侧，第1、2跖骨结合部之前凹陷中

涌泉
位于足底部，卷足时足前部凹陷处，约在足底第2趾、第3趾趾缝纹头端与足跟连线的前1/3与后2/3交点上

吴中朝教你 **艾灸** 祛百病

艾灸方法

选择**风池、曲池、太冲、涌泉**等穴进行施灸。先灸头部穴位再灸四肢穴位。每灸一个穴位前要让患者选择舒适的体位，以免体位不舒服难以长时间保持。点燃艾条的一端，对准穴位皮肤，与皮肤之间的距离保持2~3厘米，以皮肤温热但无灼痛感为宜。每穴灸10分钟，以皮肤出现红晕为度。每日灸1次。灸风池时最好在穴位上垫一姜片，防止艾灰掉落，引燃头发。

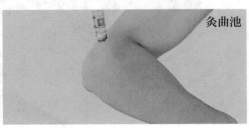

灸曲池

茶包小偏方

金银菊花茶

[原料] 菊花18克，金银花24克。

[做法] 1. 将菊花和金银花各均分为6份，各取一份混合均匀用细纱布包好。

2. 用沸水冲泡2分钟即可饮用。

[功效] 清火降压，减轻高血压引起的头晕、晕眩等症状。

[用法及宜忌] 每天早晚各1次，腹泻患者忌用。

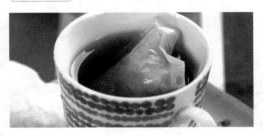

高脂血症是中老年人常见的疾病之一，多数患者并无任何症状和体征表现，多是在血液生化检验时被发现。高脂血症可引发高血压病、动脉粥样硬化、冠心病等心脑血管疾病，要引起患者的重视。

特效穴位

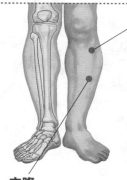
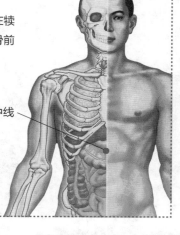

足三里
位于小腿前外侧，在犊鼻穴下 3 寸，距胫骨前缘一横指

中脘
位于上腹部，前正中线上，在脐中上 4 寸

丰隆
位于小腿前外侧，在外踝尖上 8 寸，条口外，距胫骨前缘二横指（中指）

艾灸方法

选择**中脘、丰隆、足三里**等穴位进行艾灸。先把新鲜的老姜切成厚约 0.3 厘米的姜片，姜片的大小可根据施灸的位置来把握，用针或牙签在姜片上扎数个小孔，然后让患者取合适的体位，把姜片放置在要施灸的穴位皮肤上。把半个枣核大小的中艾炷放置在姜片上，点燃艾炷进行灸疗。当穴位处皮肤感觉疼痛时可把姜片抬起缓解疼痛，再立即放下，反复进行，以局部皮肤潮红为度。每穴施灸 5~7 壮，每日灸 1~2 次。

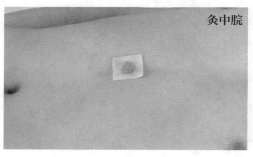

灸中脘

泡脚小偏方

[原料] 丹参、泽泻、桑椹、山楂、山药各 30 克。

[方法] 1. 将上述药物放入锅中，加入 2 升清水浸泡 5 分钟，大火煮沸后转小火煎 10 分钟，去渣取汁。
2. 将药汁倒入盆中，加热水至可没过小腿，晾温后泡脚 15~20 分钟，每天 1 次。1 剂可用 2~3 次。

[适用人群] 高脂血症属肝肾阴虚者，出现头晕目眩、视物昏花、腰膝酸软等症状。

[功效] 方中丹参、泽泻、桑椹清热滋阴，山药滋补肝肾，山楂活血益肾。

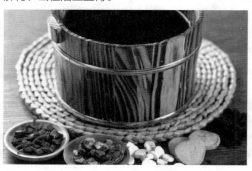

慢性支气管炎

慢性支气管炎是由感染或非感染因素引起的气管、支气管黏膜及其周围组织的慢性非特异性炎症。主要症状为持续 3 个月以上的咳嗽、咳痰和气喘。吸烟、大气污染、过敏体质等都是引起慢性支气管炎的因素。

特效穴位

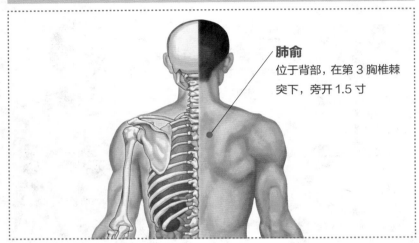

肺俞
位于背部，在第 3 胸椎棘突下，旁开 1.5 寸

艾灸方法

选择**肺俞**穴施灸。先把新鲜的老姜切成约0.3厘米厚的薄片。用针或牙签在姜片上扎数个小孔。让患者取俯卧位，把姜片放置在肺俞穴上。在施治过程中患者不要移动身体，以免艾炷脱落烫伤皮肤。在姜片上放置如半个枣核大的中艾炷，点燃施灸，当患者感觉灼痛时，可抬起姜片缓解疼痛，旋即放下，继续灸治，反复进行。每次施灸 5~7 壮，以局部皮肤潮红为度。每日灸 1~2 次。

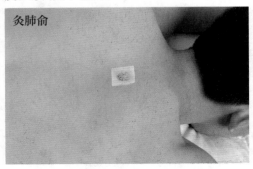

灸肺俞

茶包小偏方

清气化痰茶

[原料] 绿茶 30 克，荆芥穗 15 克，蜂蜜适量。

[做法] 1. 将荆芥穗捣碎，和绿茶混合均匀，分成6 份。

2. 将每份用成品茶包包好，热水冲泡加蜂蜜调味即可饮用。

[功效] 止咳、消炎、化痰。

[用法及宜忌] 每天 3 次，时间不限。

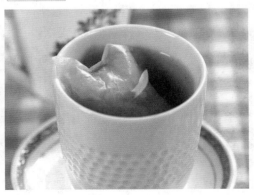

慢性肝炎多是从急性病毒性肝炎转变而来。机体自身免疫功能紊乱、长期服用损害肝脏的药物及机体对药物过敏、酗酒以及某种酶的缺乏、代谢紊乱等均可导致本病的发生。

特效穴位

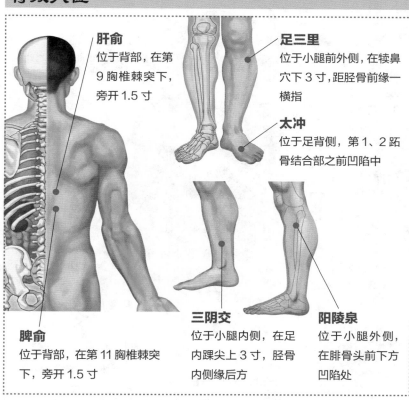

肝俞
位于背部，在第9胸椎棘突下，旁开1.5寸

足三里
位于小腿前外侧，在犊鼻穴下3寸，距胫骨前缘一横指

太冲
位于足背侧，第1、2跖骨结合部之前凹陷中

脾俞
位于背部，在第11胸椎棘突下，旁开1.5寸

三阴交
位于小腿内侧，在足内踝尖上3寸，胫骨内侧缘后方

阳陵泉
位于小腿外侧，在腓骨头前下方凹陷处

艾灸方法

取**肝俞、脾俞、阳陵泉、足三里、三阴交、太冲**等穴位，按照先上部后下部的顺序施灸。患者自己不能施灸的穴位可让旁人帮助施灸。取舒适体位，点燃艾条的一端，对准穴位施灸，火头距离皮肤3~5厘米，以患者感觉舒适而无灼痛感为宜。每穴灸5~7分钟，以局部皮肤潮红为度。这样的治疗每日1次，10次为一个疗程，每个疗程间隔一周。灸时注意力要集中，以免没有灸在穴位上，影响治疗效果。

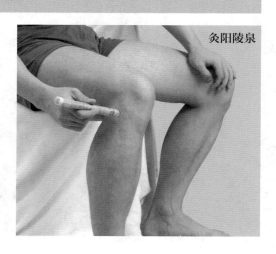
灸阳陵泉

哮喘

哮喘是一种慢性气道炎症，在易感者中此种炎症可引起反复发作的喘息、气促、胸闷和咳嗽等症状，多在夜间或凌晨发生。

特效穴位

天突
位于颈部，在前正中线上，胸骨上窝中央

璇玑
位于胸部，在前正中线上，胸骨上窝中央下1寸

气海
位于下腹部，前正中线上，在脐中下1.5寸

关元
位于下腹部，前正中线上，在脐中下3寸处

膻中
位于胸部，前正中线上，平第4肋间，两乳头连线的中点

尺泽
位于肘横纹中，肱二头肌腱桡侧凹陷处

列缺
位于前臂桡侧缘，桡骨茎突上方，腕横纹上1.5寸处

太渊
位于腕掌侧横纹桡侧，桡动脉搏动处

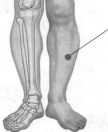

丰隆
位于小腿前外侧，在外踝尖上8寸，条口外，距胫骨前缘二横指（中指）

定喘
位于背部，第7颈椎棘突下，旁开0.5寸

大椎
在后正中线上，第7颈椎棘突下凹陷中

肺俞
位于背部，在第3胸椎棘突下，旁开1.5寸

风门
位于背部，在第2胸椎棘突下，旁开1.5寸

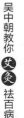

吴中朝教你 艾灸 祛百病

寒喘

症状

喘息咳逆，呼吸急促，胸部胀闷；痰多色白清稀，恶寒无汗，头痛鼻塞，或有发热、口不渴等。

灸法

选择**大椎、风门、肺俞、天突、膻中、尺泽、列缺、丰隆**等穴位施灸。先把新鲜的老姜切成厚约0.3厘米的薄片，大小依据穴位处皮肤大小而定，再用针或牙签在姜片上扎数个小孔，然后把姜片放在要施灸的穴位皮肤上。把半个枣核大的中艾炷放置在姜片上，点燃艾炷施灸，当皮肤感觉灼痛时可抬起姜片以缓解疼痛，然后再旋即放下继续施灸，反复操作。当艾炷燃尽时要更换第2壮继续施灸。每穴灸5~7壮，以皮肤潮红为度。每日1次或隔日1次，7日为一个疗程。

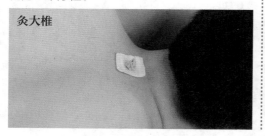

灸大椎

虚喘

症状

喘促短气，气怯声低，喉有鼾声；咳声低弱，痰吐稀薄，自汗畏风等。

灸法

选择**定喘、肺俞、天突、璇玑、膻中、气海、关元、太渊**等穴位。按照先背部后胸腹部，先头颈部后四肢的顺序进行施灸。每灸一个穴位前，让患者选择舒适的体位，以免无法长时间保持。施灸者点燃艾条的一端，让其对准穴位，距离皮肤3~5厘米高度施灸，以患者感觉温热而无疼痛感为宜。每个穴位灸5~10分钟，以患者感觉舒适和皮肤出现红晕为度。这样的治疗每日1次或隔日1次，5次为一个疗程。

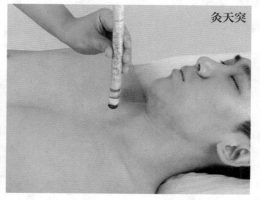

灸天突

艾灸治疗中老年人常见慢性病

食疗小偏方

蜂蜜白萝卜汤

原料 白萝卜100克，蜂蜜20克。

做法 将白萝卜洗净、去皮、切丁，放入砂锅内，加适量清水煮熟，加入适量蜂蜜调味，即可饮用。每天一剂，连服20剂。

功效 本品具有润肺、化痰、止咳的食疗功效，适于哮喘患者食用。

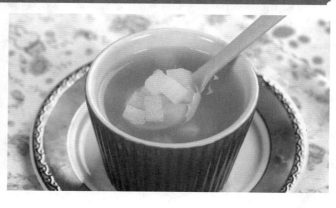

脂肪肝

脂肪肝是指由于各种原因引起的肝细胞内脂肪堆积过多的病变。轻度患者无症状或仅有疲乏感，而多数脂肪肝患者较胖，故更难发现轻微的自觉症状。中重度脂肪肝有类似慢性肝炎的表现，可有食欲缺乏、疲倦乏力、恶心、呕吐、体重减轻、肝区或右上腹隐痛等。

特效穴位

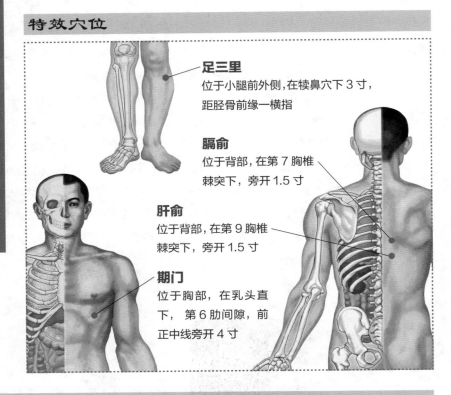

足三里
位于小腿前外侧，在犊鼻穴下3寸，距胫骨前缘一横指

膈俞
位于背部，在第7胸椎棘突下，旁开1.5寸

肝俞
位于背部，在第9胸椎棘突下，旁开1.5寸

期门
位于胸部，在乳头直下，第6肋间隙，前正中线旁开4寸

艾灸方法

选择**膈俞、肝俞、期门、足三里**等穴位施灸，按照先背部后胸腹部、先上部后下部的原则施灸。让患者取合适体位，施灸者立于患者身体一侧。点燃艾条的一端，让其对准穴位，距离皮肤3~5厘米施灸，以患者感觉皮肤温热而无疼痛感为宜。每穴灸15~20分钟，以局部皮肤潮红为度。每日灸1~2次。施灸者注意力要集中，一定要对准穴位施灸，否则会达不到预期的效果。

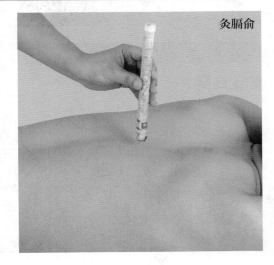

灸膈俞

胆石症是胆管或胆囊产生胆石而引起剧烈的腹痛、黄疸、发热等症状的疾病。胆石症是最常见的胆道疾病，其症状为上腹或者右上腹有不同程度的疼痛，急性期常伴有恶心、呕吐等症状。

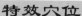

特效穴位

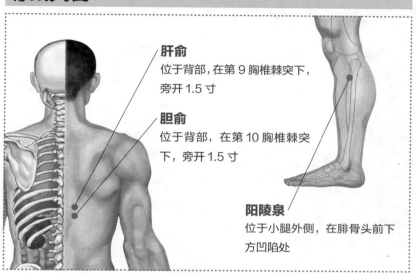

肝俞
位于背部，在第 9 胸椎棘突下，旁开 1.5 寸

胆俞
位于背部，在第 10 胸椎棘突下，旁开 1.5 寸

阳陵泉
位于小腿外侧，在腓骨头前下方凹陷处

艾灸方法

取**肝俞、胆俞、阳陵泉**等穴位，按照先上部后下部的顺序施灸。让患者取舒适体位，施灸者将艾条的一端点燃，对准穴位，距离皮肤 3~5 厘米施灸，以患者局部皮肤有温热感但无疼痛感为宜。患者可以自己灸的穴位尽量自己操作，因为这样更容易掌握温度，方便施灸。每个穴位灸 15~20 分钟，灸至患者感觉舒适、局部皮肤潮红为度。这样的治疗每日 1~2 次。

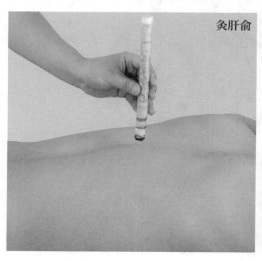

灸肝俞

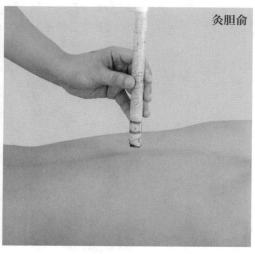

灸胆俞

肝硬化是一种常见的慢性肝病，可由一种或多种原因引起肝脏损害，肝脏呈进行性、弥漫性、纤维性病变。肝硬化早期症状不明显，可表现为乏力、食欲缺乏、脸消瘦、面黝黑等症状。后期会出现脾大、腹水、肝功能障碍等。

特效穴位

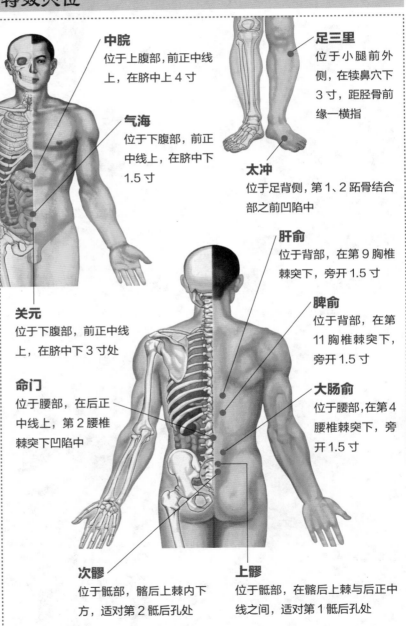

中脘
位于上腹部，前正中线上，在脐中上4寸

气海
位于下腹部，前正中线上，在脐中下1.5寸

足三里
位于小腿前外侧，在犊鼻穴下3寸，距胫骨前缘一横指

太冲
位于足背侧，第1、2跖骨结合部之前凹陷中

肝俞
位于背部，在第9胸椎棘突下，旁开1.5寸

脾俞
位于背部，在第11胸椎棘突下，旁开1.5寸

大肠俞
位于腰部，在第4腰椎棘突下，旁开1.5寸

关元
位于下腹部，前正中线上，在脐中下3寸处

命门
位于腰部，在后正中线上，第2腰椎棘突下凹陷中

次髎
位于骶部，髂后上棘内下方，适对第2骶后孔处

上髎
位于骶部，在髂后上棘与后正中线之间，适对第1骶后孔处

肝硬化初期

症状

乏力、易疲倦、体力减退、脸消瘦、面黝黑。由于肝硬化的早期症状时雌激素增加，雄性激素会出现很明显的降低，男性可见乳房增大、胀痛，睾丸萎缩。对女性来说，肝硬化时性激素紊乱，肝硬化的早期症状也会引起月经紊乱、乳房缩小、阴毛稀少等。

灸法

取**肝俞、脾俞、大肠俞、中脘、气海、足三里、太冲**等穴位，按照先背部再胸腹部、先上部后下部的顺序施灸。让患者取舒适的体位，在穴位皮肤上涂上一层凡士林，以黏附艾炷，防止在施灸过程中艾炷从皮肤上脱落。把小艾炷放在要施灸的穴位上，点燃艾炷让其燃烧，当艾炷燃近皮肤或患者感觉疼痛时，用镊子移去艾炷，更换第2壮，每次灸5~7壮。移去艾炷后，在皮肤上会出现比艾炷略大的一片红晕，若起水疱，不必挑破，3~5日后会自行结痂脱落。每日1次，10次为一个疗程，每疗程间隔5天。

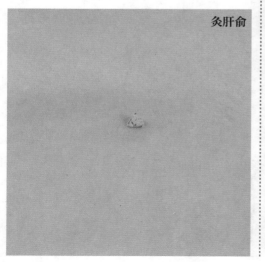

灸肝俞

肝硬化中期

症状

乏力、消瘦、面色晦暗，尿少、下肢浮肿。纳差、腹胀、胃肠功能紊乱甚至吸收不良综合征，肝源性糖尿病，可出现多尿、多食等症状。还会引起许多的并发症，严重的时候甚至有可能会危及生命。

灸法

取**命门、关元、上髎、次髎**等穴位，按照先背部后胸腹部的顺序施灸。让患者取舒适的体位，施灸者立于患者身体一侧，手拿艾条，点燃其一端，对准穴位施灸，距离穴位皮肤3~5厘米，太近容易灼伤皮肤，以患者感觉温热为宜。灸20~30分钟，以患者感觉身体舒适、穴位皮肤潮红为度。这样的治疗每日1~2次，10次为一个疗程。治疗过程中，患者身体不要乱动，以免影响施治效果。

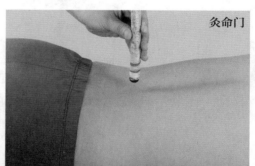

灸命门

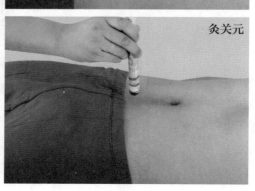

灸关元

艾灸治疗中老年人常见慢性病

心悸是患者自觉心中悸动而不能自主的一种症状。发生时，患者自觉心跳快而强，并伴有心前区不适感。本病症可见于多种疾病过程中，多与失眠、健忘、眩晕、耳鸣等并存。

特效穴位

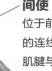

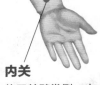

膻中
位于胸部，前正中线上，平第 4 肋间，两乳头连线的中点

气海
位于下腹部，前正中线上，在脐中下 1.5 寸

足三里
位于小腿前外侧，在犊鼻穴下 3 寸，距胫骨前缘一横指

间使
位于前臂掌侧，在曲泽穴与大陵穴的连线上，腕横纹上 3 寸，掌长肌腱与桡侧腕屈肌腱之间

关元
位于下腹部，前正中线上，在脐中下 3 寸处

内关
位于前臂掌侧，在曲泽穴与大陵穴的连线上，腕横纹上 2 寸，掌长肌腱与桡侧腕屈肌腱之间

心俞
位于背部，在第 5 胸椎棘突下，旁开 1.5 寸

膈俞
位于背部，在第 7 胸椎棘突下，旁开 1.5 寸

脾俞
位于背部，在第 11 胸椎棘突下，旁开 1.5 寸

肾俞
位于腰部，在第 2 腰椎棘突下，旁开 1.5 寸

命门
位于腰部，在后正中线上，第 2 腰椎棘突下凹陷中

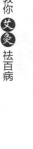

气血不足型心悸

症状

心悸气短，头晕目眩，失眠健忘，面色无华，倦怠乏力，纳呆食少等。

艾灸

取**心俞、脾俞、膈俞、膻中、气海、关元、间使、内关、足三里**等穴位，按照先背部后胸腹部、先上部后下部的顺序施灸。施灸者立于患者身体一侧，点燃艾条的一端，让其对准穴位，距离皮肤3~5厘米施灸，以患者感觉皮肤温热而无疼痛感为宜。每穴灸15~20分钟，以穴位皮肤潮红为度。施灸者注意力要集中，以免艾灰脱落，灼伤皮肤。这样的治疗每日1次，10次为一个疗程，主要适用于气血不足的患者。

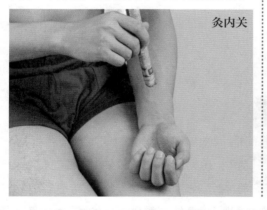
灸内关

脾肾阳虚型心悸

症状

心悸易惊，心烦失眠，五心烦热，口干、盗汗，思虑劳心则症状加重，伴耳鸣腰酸，头晕目眩，急躁易怒等。

灸法

取**脾俞、肾俞、命门、关元、内关、足三里**等穴，按照先背部后胸腹部、先上部后下部的顺序施灸。施灸者将艾条的一端点燃，对准施灸部位，像鸟雀啄米似地一上一下移动，火头与皮肤应保持2~3厘米的距离。每穴灸10~15分钟。施灸者注意力要集中，以免维持距离不当，灼伤皮肤，患者也不可乱动，避免接触火头，烫伤皮肤。这样的治疗每日1次，10次为一个疗程。

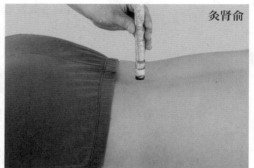
灸肾俞

食疗小偏方

猪心粥

[原料] 大米150克，猪心300克，葱末、姜末、料酒、盐各适量。

[做法] 1. 大米淘洗干净，用冷水浸泡半小时捞出，沥水。猪心洗净，对切成两半，再切成片，放入碗内，加入料酒、姜末、葱末拌腌。

2. 锅中加入约1000克冷水，将大米放入，大火烧沸，加入猪心，搅拌几下，改小火熬煮。

3. 粥将成时，下入盐拌匀，再稍煮片刻即可。

[功效] 对心虚失眠、惊悸、自汗、精神恍惚等症有食疗作用。

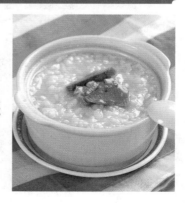

心律失常

心律失常是指心搏起源部位、心搏频率与节律以及冲动传导等发生异常，患者多表现为心悸气短、心慌胸闷、失眠多梦等症状。

特效穴位

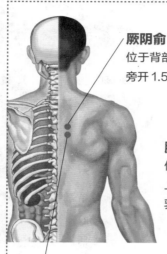

厥阴俞
位于背部，在第 4 胸椎棘突下，旁开 1.5 寸

膻中
位于胸部，前正中线上，平第 4 肋间，两乳头连线的中点

心俞
位于背部，在第 5 胸椎棘突下，旁开 1.5 寸

巨阙
位于上腹部，前正中线上，在脐中上 6 寸

艾灸方法

取**心俞、厥阴俞、巨阙、膻中**等穴位，按照先背部后胸腹部的顺序施灸。选择新鲜的老姜，将其切成厚约 0.3 厘米的姜片，用针或牙签在其上扎数个小孔。然后将姜片放置在穴位皮肤上。姜片的大小依据穴位所在部位而定。把中艾炷放置在姜片上，点燃施灸，若患者有灼痛感，可将姜片抬起缓解疼痛旋即放下，反复操作。当艾炷燃完之后再换第 2 壮继续施灸。一般每穴灸 5~7 壮，以局部皮肤潮红为度。这样的治疗每日 1~2 次。

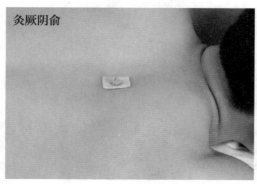

灸厥阴俞

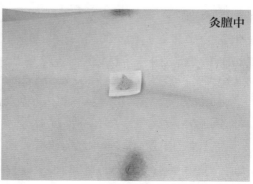

灸膻中

冠心病是冠状动脉粥样硬化性心脏病的简称，是一种常见的心脏病。症状表现为胸腔中央发生一种压榨性的疼痛，并可放射至颈、下颌、手臂、后背及胃部。发作的其他可能症状有眩晕、气促、出汗、寒战、恶心及昏厥。严重患者可能因为心力衰竭而死亡。

特效穴位

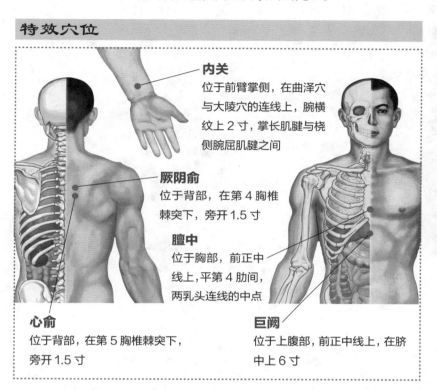

内关
位于前臂掌侧，在曲泽穴与大陵穴的连线上，腕横纹上 2 寸，掌长肌腱与桡侧腕屈肌腱之间

厥阴俞
位于背部，在第 4 胸椎棘突下，旁开 1.5 寸

膻中
位于胸部，前正中线上，平第 4 肋间，两乳头连线的中点

心俞
位于背部，在第 5 胸椎棘突下，旁开 1.5 寸

巨阙
位于上腹部，前正中线上，在脐中上 6 寸

艾灸方法

选择**心俞、厥阴俞、巨阙、膻中、内关**等穴位施灸，按照先灸背部穴位再灸胸腹部穴位的顺序施灸。让患者取舒适体位，施灸者立于患者身体一侧，点燃艾条的一端，将其对准穴位，距离皮肤 3~5 厘米高度施灸。以患者皮肤有温热感而无疼痛感为宜，每穴灸 15~20 分钟，以局部皮肤出现红晕为度。施灸时注意力要集中，以免艾条没有对准穴位而无治疗效果。每日 1~2 次。

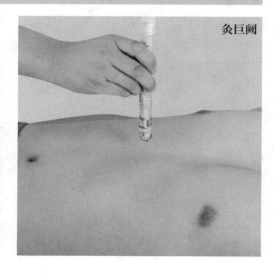

灸巨阙

胃下垂是指站立时胃的下缘抵达盆腔，胃小弯弧线最低点降至髂嵴连线以下的一种病症。轻度下垂者一般无症状，下垂明显者会有腹胀、腹痛、恶心、呕吐、便秘等症状。

特效穴位

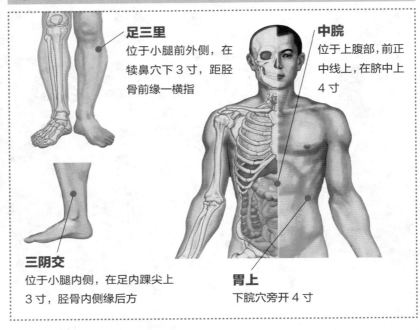

足三里
位于小腿前外侧，在犊鼻穴下3寸，距胫骨前缘一横指

中脘
位于上腹部，前正中线上，在脐中上4寸

三阴交
位于小腿内侧，在足内踝尖上3寸，胫骨内侧缘后方

胃上
下脘穴旁开4寸

艾灸方法

取**足三里、三阴交、中脘、胃上**等穴位，按照先灸上部穴位再灸下部穴位的顺序施灸。让患者取合适的体位，施灸者点燃艾条的一端，火头对准穴位皮肤，距离皮肤3~5厘米施灸，以患者感觉皮肤温热而无灼痛感为宜。建议足三里、三阴交穴自己施灸，以便控制温度。每穴灸15~20分钟。灸至穴位处皮肤潮红为度。这样的治疗每日1~2次。

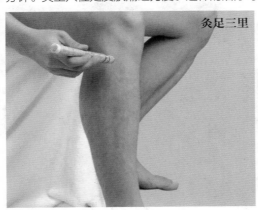

灸足三里

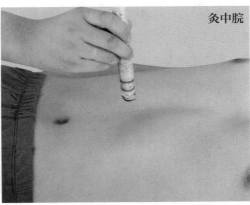

灸中脘

慢性胃炎是指不同病因引起的各种慢性胃黏膜炎性病变，是一种常见病，患者常无症状或有程度不同的消化不良症状如上腹隐痛、食欲减退、餐后饱胀、反酸等。

特效穴位

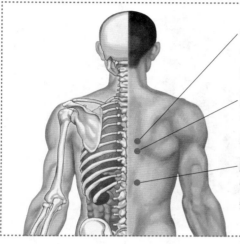

督俞
位于背部，在第 6 胸椎棘突下，旁开 1.5 寸

膈俞
位于背部，在第 7 胸椎棘突下，旁开 1.5 寸

脾俞
位于背部，在第 11 胸椎棘突下，旁开 1.5 寸

艾灸方法

取**督俞**、**膈俞**、**脾俞**等穴位。把新鲜的老姜切成厚约 0.3 厘米的姜片，在姜片上扎数个小孔。然后把姜片放置于需要施灸的穴位上。把中艾炷放置在生姜片上，点燃艾炷施灸。若艾灸过程中有灼痛感，施灸者可抬起姜片，使其离开皮肤，旋即放下，以缓解疼痛。如此反复操作。每穴灸 5~7 壮，以局部皮肤潮红为度。每日灸 1~2 次。

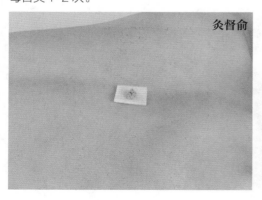

灸督俞

食疗小偏方

萝卜豆腐汤

[原料] 北豆腐 200 克，白萝卜 400 克，盐、葱末、姜末、香菜、胡椒粉各适量。

[做法] 1. 萝卜去皮、切丝，放入沸水锅中焯一下，捞出投入冷水中；豆腐切成粗条；香菜洗净、切段。
2. 炒锅放油烧热，放入葱末、姜末炝锅，加入适量水，放萝卜丝、豆腐条，用大火烧沸，待萝卜熟透，加入盐，小火炖至入味，撒胡椒粉、香菜段即可。

[功效] 白萝卜含芥子油、淀粉酶和膳食纤维，具有促进消化、增强食欲、加快胃肠蠕动的作用，能避免胃积食而诱发或加重胃炎。

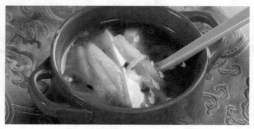

慢性肠炎

慢性肠炎多由脾肾虚弱所致，脾虚则面色萎黄、神疲肢软、食欲差、喜暖畏寒、便溏；肾虚则每日黎明前，腹微痛、痛即欲便，或腹鸣而不痛，腹部与下肢畏寒。

特效穴位

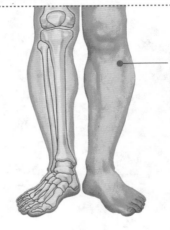

足三里
位于小腿前外侧，在犊鼻穴下 3 寸，距胫骨前缘一横指

艾灸方法

艾条温和灸**足三里**穴，每次 15~20 分钟，每天 1 次，可常灸。

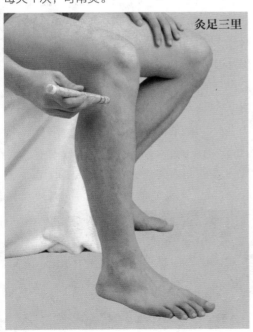

灸足三里

茶包小偏方

双仁茶

[原料] 苦杏仁 50 克，桃仁 50 克。

[做法] 1. 将苦杏仁和桃仁混合在一起，捣成碎末。
2. 取 15 克左右用纸包好。热水冲服。

[用法及宜忌] 每天一剂，术后禁用。

[功效] 缓解小腹痛。苦杏仁有消炎镇痛的作用，被誉为"中药中的止疼片"，同时还有润肠通便的作用。桃仁有活血祛瘀、润肠通便的功效，对急慢性肠炎都有效果。

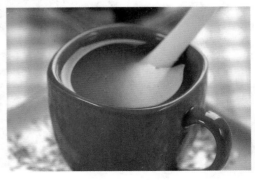

中医认为，慢性肾炎水肿多为风邪外袭、肺失通调、阳虚水泛所致。此外，湿热蕴结、气滞血瘀也可导致水肿。

特效穴位

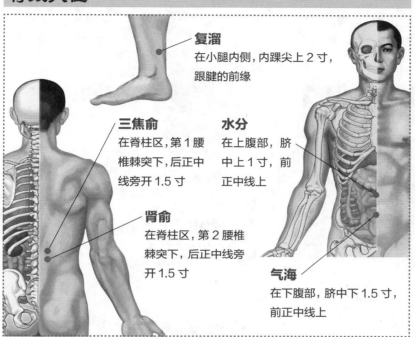

复溜
在小腿内侧，内踝尖上2寸，跟腱的前缘

三焦俞
在脊柱区，第1腰椎棘突下，后正中线旁开1.5寸

水分
在上腹部，脐中上1寸，前正中线上

肾俞
在脊柱区，第2腰椎棘突下，后正中线旁开1.5寸

气海
在下腹部，脐中下1.5寸，前正中线上

艾灸方法

取三焦俞、肾俞、水分、气海、复溜等穴位，每次选3~5穴，每穴艾条温和灸15~20分钟。隔日1次，10次为1个疗程。

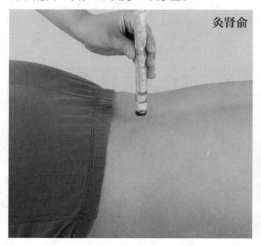

灸肾俞

食疗小偏方

枸杞拌山药

[原料] 山药300克，枸杞子10克，柠檬1个。

[做法] 1. 将枸杞子洗净，放入热水中浸泡10分钟；将柠檬榨汁备用。

2. 山药去皮、洗净，切条状，放入含柠檬汁的冷水中浸泡二三分钟，将山药、枸杞子捞起沥水，放入盘中即可。

[功效] 山药味甘、性平，有良好的补益脾肾的作用。凡慢性肾炎患者宜常食之。

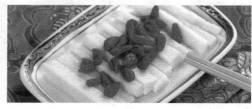

耳鸣

耳鸣是指在没有任何外界刺激条件下产生的异常声音感觉，常常是耳聋的先兆。耳鸣是一种症状而不是疾病，患者经常感觉到耳朵里有嗡嗡声或尖锐的声音，使人心烦意乱、坐卧不安。

特效穴位

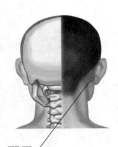
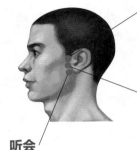

耳门
位于面部，在耳屏上切迹的前方，下颌骨髁突后缘，张口有凹陷处

听宫
位于面部，耳屏前，下颌骨髁突的后方，张口时呈凹陷处

翳风
位于耳垂后，在乳突与下颌骨之间凹陷处

听会
位于面部，在耳屏间切迹的前方，下颌骨髁突后缘，张口有凹陷处

艾灸方法

取**耳门**、**听宫**、**听会**、**翳风**等穴位，让患者取合适体位，施灸者立于患者身体一侧，将艾条的一端点燃，火头对准穴位，距离皮肤 3~5 厘米处施灸，使患者穴位皮肤处有温热感但无疼痛感为宜。每穴灸 15~20 分钟。灸至患者感觉舒适、局部皮肤湿润发红为度。每日灸 1~2 次。施灸者注意力要集中，以免火头碰触皮肤或偏离穴位影响治疗效果。

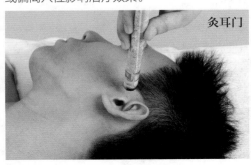

灸耳门

茶包小偏方

补骨脂枸杞茶

[原料] 补骨脂 15 克，枸杞子 20 克。

[做法] 1. 将材料混合均匀，分成 4 等份。
2. 将每份用细纱布包起来，热水冲泡即可饮用。

[功效] 补骨脂能兴奋心脏，提高心脏功能，是目前用来治疗耳鸣、听力减退的常用药物。

[用法及宜忌] 每天早晚各一次。

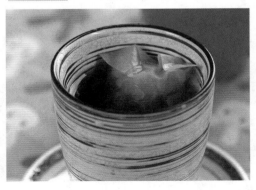

耳聋是一种听觉障碍，是听不到外界声响的一种表现。造成耳聋的原因很多，遗传、产伤、感染、药物应用不当、某些化学物质中毒等都能导致耳聋。

特效穴位

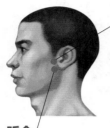

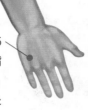
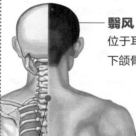
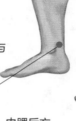

听宫
位于面部，耳屏前，下颌骨髁突的后方，张口时呈凹陷处

中渚
位于手背第4、5掌骨间，第4掌指关节后方凹陷中，液门穴直上1寸处

听会
位于面部，在耳屏间切迹的前方，下颌骨髁突后缘，张口有凹陷处

翳风
位于耳垂后，在乳突与下颌骨之间凹陷处

太溪
位于足内侧，内踝后方，在内踝尖与跟腱之间的凹陷处

阳陵泉
位于小腿外侧，在腓骨头前下方凹陷处

大椎
在后正中线上，第7颈椎棘突下凹陷中

艾灸方法

取**听宫、听会、翳风、大椎、中渚、太溪、阳陵泉**等穴位，按照先头部后四肢、先上部后下部的顺序施灸。让患者取合适的体位，施灸者点燃艾条的一端，置于施灸穴位上方约3厘米处，手持艾条做左右往返或者旋转移动，移动范围直径在3厘米左右。以皮肤有温热感而无灼痛感为宜。每穴灸10~15分钟。

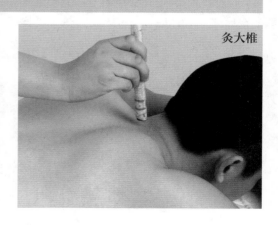
灸大椎

老年性白内障

老年性白内障是后天性白内障中最常见的一种，易发人群为40~50岁以上的中老年人。主要表现为视力减退、视物模糊，有怕光、看物体颜色变暗甚至重影等症状。

特效穴位

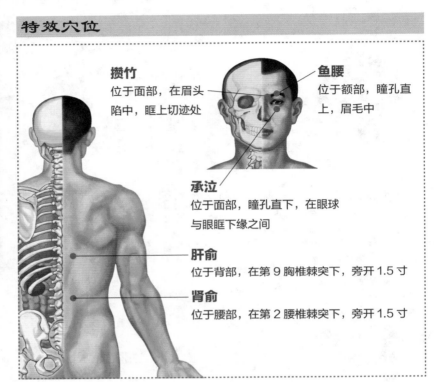

攒竹
位于面部，在眉头陷中，眶上切迹处

鱼腰
位于额部，瞳孔直上，眉毛中

承泣
位于面部，瞳孔直下，在眼球与眼眶下缘之间

肝俞
位于背部，在第9胸椎棘突下，旁开1.5寸

肾俞
位于腰部，在第2腰椎棘突下，旁开1.5寸

艾灸方法

取**肝俞、肾俞、攒竹、鱼腰、承泣**等穴位，先灸头部穴位再灸腰背部穴位。让患者取舒适体位，在要施灸的穴位上涂抹一层凡士林，以黏附艾炷，防止其从穴位皮肤上脱落。把小艾炷放置在穴位皮肤上，点燃艾炷施灸，当艾炷燃近皮肤或患者有疼痛感时移去艾炷，继续施第2壮。每穴灸3壮，面部穴位可减少壮数。灸处皮肤若呈黄褐色，可涂冰片油防止起疱。

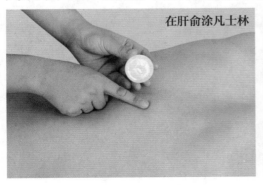

在肝俞涂凡士林

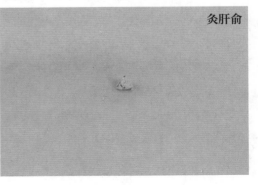

灸肝俞

老年痴呆症是一组病因未明的原发性退行性脑变性疾病。多起病于老年期，潜隐起病，病程缓慢且不可逆，临床上以智能损害为主。患者认知和记忆功能退化，日常生活能力减退，出现精神障碍。

特效穴位

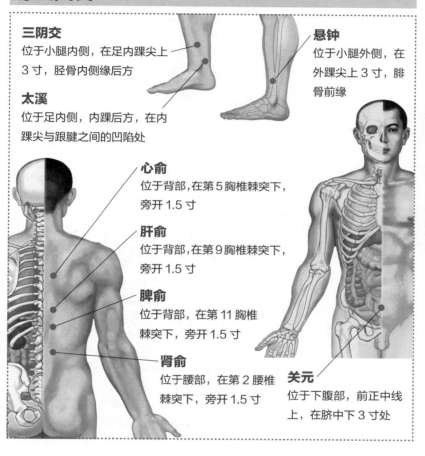

三阴交
位于小腿内侧，在足内踝尖上3寸，胫骨内侧缘后方

太溪
位于足内侧，内踝后方，在内踝尖与跟腱之间的凹陷处

悬钟
位于小腿外侧，在外踝尖上3寸，腓骨前缘

心俞
位于背部，在第5胸椎棘突下，旁开1.5寸

肝俞
位于背部，在第9胸椎棘突下，旁开1.5寸

脾俞
位于背部，在第11胸椎棘突下，旁开1.5寸

肾俞
位于腰部，在第2腰椎棘突下，旁开1.5寸

关元
位于下腹部，前正中线上，在脐中下3寸处

艾灸方法

取**关元、悬钟、三阴交、心俞、肝俞、脾俞、肾俞、太溪**等穴位，按照先腰背部再胸腹部，先上部后下部的顺序施灸。让患者取舒适体位，在穴位皮肤上涂上一层凡士林，以黏附艾炷，防止其从穴位皮肤上脱落。

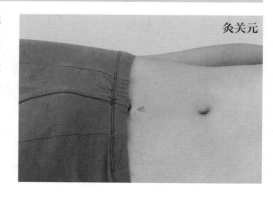

灸关元

中风是对急性脑血管疾病的统称，它是以猝然昏倒、不省人事、伴发口角㖞斜、语言不利而出现半身不遂为主要症状的一类疾病。其后遗症主要表现为肢体瘫痪、失语、口歪斜、思维迟钝等。

特效穴位

曲池
位于肘横纹外侧端，屈肘，在尺泽与肱骨外上髁连线中点

阳池
位于腕背部横纹中，在指伸肌腱的尺侧凹陷处

后溪
位于手掌尺侧，微握拳，在小指本节（第5掌指关节）后的远侧掌横纹头赤白肉际

外关
位于手背腕横纹上2寸，尺骨与桡骨之间，阳池穴与肘尖的连线上

合谷
位于手背，第1掌骨、第2掌骨间，在第2掌骨桡侧中点处

肩髃
在肩部，三角肌上，臂外展或向前平伸时，在肩峰前下方凹陷处

解溪
位于足背与小腿交界处的横纹中央凹陷中，在足拇长伸肌腱与趾长伸肌腱之间

足三里
位于小腿前外侧，在犊鼻穴下3寸，距胫骨前缘一横指

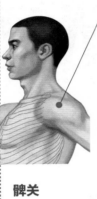

髀关
位于大腿前面，髂前上棘与髌底外侧端的连线上，屈股时，平会阴，居缝匠肌外侧凹陷处

伏兔
位于大腿前面，在髂前上棘与髌底外侧端连线上，髌底上6寸

阴市
位于大腿前面，在髂前上棘与髌底外侧端的连线上，髌底上3寸

环跳
位于股外侧部，侧卧屈股，在股骨大转子最凸点与骶骨裂孔连线的外1/3与中1/3交点处

阳陵泉
位于小腿外侧，在腓骨头前下方凹陷处

悬钟
位于小腿外侧，在外踝尖上3寸，腓骨前缘

昆仑
位于足部外踝后方，在外踝尖与跟腱之间的凹陷处

艾灸方法

1. 若是上肢瘫痪取**肩髃、曲池、外关、阳池、后溪、合谷**，下肢瘫痪取**环跳、髀关、伏兔、阴市、阳陵泉、足三里、悬钟、解溪、昆仑**，按照先灸上部再灸下部、先灸背部再灸胸腹部的顺序施灸。让患者取舒适体位，在穴位皮肤上涂上一层凡士林，以黏附艾炷，避免脱落。

2. 把小艾炷放置在皮肤上，点燃艾炷。当艾炷燃至接近皮肤，或皮肤发烫有灼痛感时移去艾炷，重新施第2壮。每次施灸5~7壮，施灸结束后，在施灸部位会出现比艾炷略大一点的红晕，若起水疱，可不用挑破，让其自行修复。这样的治疗每日1次，5次为一个疗程。每个疗程间隔3天。

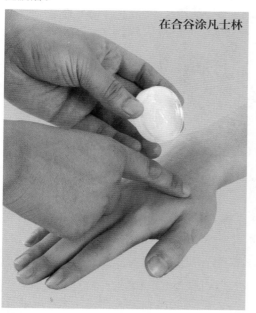

在合谷涂凡士林

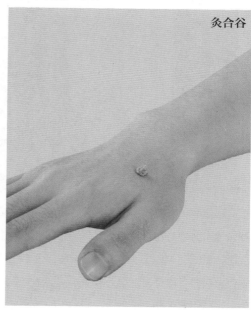

灸合谷

泡脚小偏方

原料 陈艾、木瓜各250克，酒、醋各250毫升。

方法 将陈艾、木瓜、酒和醋放入锅中，加2升清水，浸泡20分钟，煎3沸，取药液与1500毫升开水放入泡脚盆中，趁热熏蒸偏瘫部位，待水温适宜时泡洗双脚。每次15~20分钟，30日为一个疗程。

适用人群 中风后半身不遂患者。

功效 方中陈艾温经通络、培补元气，木瓜舒经活络、和胃化湿。

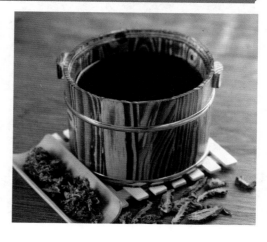

消化性溃疡是胃溃疡和十二指肠溃疡的总称。胃溃疡好发于中老年人，十二指肠溃疡则以中青年人为主。其主要症状表现为上腹痛、呕血、消瘦等，可伴有嗳气、反酸、恶心、呕吐等症状。饮食结构不合理、环境因素、心理因素、疾病及药物因素都是导致消化性溃疡的原因。

特效穴位

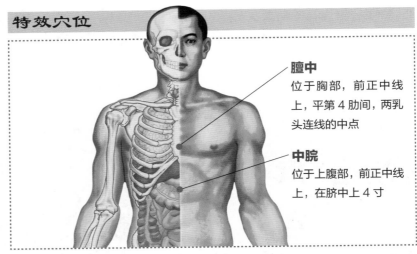

膻中
位于胸部，前正中线上，平第4肋间，两乳头连线的中点

中脘
位于上腹部，前正中线上，在脐中上4寸

艾灸方法

取**膻中、中脘**穴，让患者取仰卧位，点燃艾条，置于施灸穴位上，距离皮肤约3厘米。艾条在穴位上方平行左右移动或者旋转，移动范围不可过大，在3厘米左右，使局部感觉温热但无疼痛感，每穴灸10~15分钟。若是给知觉迟钝的患者施灸，一定要注意穴位处皮肤的温度，以免灼伤患者皮肤。施灸者注意力要集中，避免艾灰掉落在皮肤上或其他易燃物上。

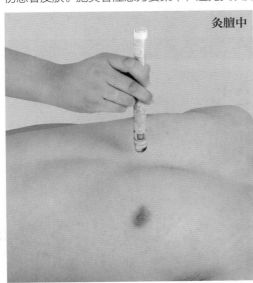

灸膻中

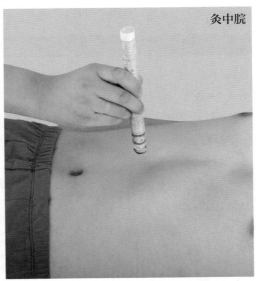

灸中脘

肩周炎是指肩周肌肉、肌腱等软组织的慢性炎症，以肩关节疼痛和活动不便为主要症状。本病的好发年龄在 50 岁左右，女性发病率略高于男性，多见于体力劳动者。

特效穴位

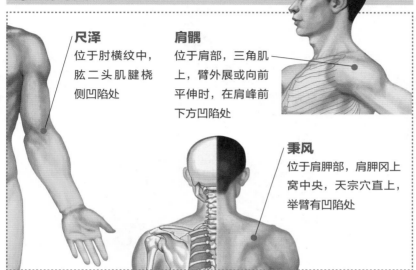

尺泽
位于肘横纹中，肱二头肌腱桡侧凹陷处

肩髃
位于肩部，三角肌上，臂外展或向前平伸时，在肩峰前下方凹陷处

秉风
位于肩胛部，肩胛冈上窝中央，天宗穴直上，举臂有凹陷处

艾灸方法

取**阿是穴、肩髃、秉风、尺泽**等穴位，让患者取合适体位。取出温灸筒中的内筒，装入大半筒纯艾绒，用手指轻按艾绒表面，不要用力按实，否则影响艾绒的燃烧。然后，将内筒放入外筒中，点燃艾绒，盖上顶盖。在穴位皮肤上覆盖几层布料，把温灸筒放置其上开始施灸。灸 10~20 分钟，以局部皮肤发热发红、患者感觉舒适为宜。此种方法操作简单，热力均衡，对肩周炎有较好的疗效。

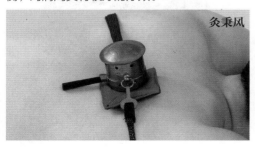

灸秉风

茶包小偏方

桃红元胡生姜茶

原料 桃仁 12 克，红花 9 克，元胡 12 克，生姜 4 片。

做法 1. 将桃仁碾成碎末，将所有材料混合均匀，分成 4 等份。

2. 将每份用细纱布包起来，热水冲泡即可饮用。

功效 肩关节疼痛剧烈者。

用法及宜忌 每天一次，饭后服用，女性经期禁用。

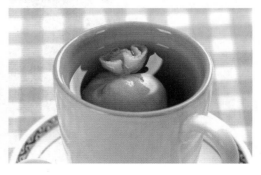

颈椎病

颈椎病主要是由颈椎长期劳损、骨质增生或颈椎间盘变形引起的，以颈肩痛、颈部僵硬、活动受限为主要症状。

特效穴位

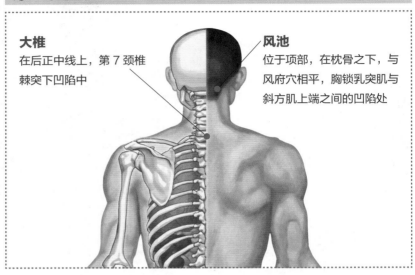

大椎
在后正中线上，第7颈椎棘突下凹陷中

风池
位于项部，在枕骨之下，与风府穴相平，胸锁乳突肌与斜方肌上端之间的凹陷处

吴中朝教你 艾灸 祛百病

艾灸方法

取**风池、大椎**穴，先灸风池穴，再灸大椎穴。把新鲜的老姜切成厚约0.3厘米的薄片，用针或牙签扎数个小孔。然后把姜片放置在需要施灸的穴位上。把中艾炷放置在姜片中央，点燃艾炷施灸。当患者感觉灼痛时，可将姜片抬起，使其离开皮肤片刻再放下，反复操作。每穴灸5~7壮，以局部皮肤潮红为度。每日灸1~2次。

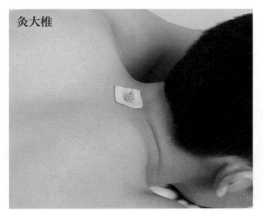

灸大椎

茶包小偏方

川芎天麻茶

[原料] 川芎10克，天麻10克，茶叶5克。

[做法] 1. 将川芎捣成小块，天麻切片。

2. 将材料混合均匀，分成3份。将每份用细纱布包起来，热水冲泡即可饮用。

[功效] 缓解颈椎病引起的头痛。

[用法及宜忌] 每天一次。

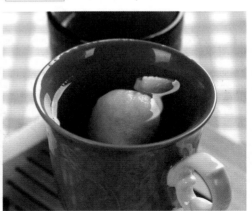

慢性腰肌劳损是指腰骶部肌肉、筋膜等软组织的慢性损伤，是引起慢性腰腿痛的常见疾病之一，常与职业和工作环境有一定关系。主要表现为反复发作的腰背部疼痛，时轻时重，劳累、阴雨天气、受风寒后症状会加重。

特效穴位

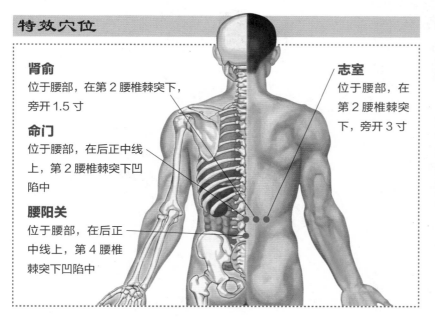

肾俞
位于腰部，在第 2 腰椎棘突下，旁开 1.5 寸

命门
位于腰部，在后正中线上，第 2 腰椎棘突下凹陷中

腰阳关
位于腰部，在后正中线上，第 4 腰椎棘突下凹陷中

志室
位于腰部，在第 2 腰椎棘突下，旁开 3 寸

艾灸方法

取**命门、腰阳关、志室、肾俞**等穴位。取出温灸筒中的内筒，装入大半筒纯艾绒，用手指轻按艾绒表面，不要用力按实，否则影响艾绒的燃烧。然后，将内筒放入外筒中，点燃艾绒，盖上顶盖。在穴位皮肤上覆盖几层布料，把温灸筒放置其上开始施灸。灸 20~30 分钟，以局部皮肤发热发红、患者感觉舒适为宜。

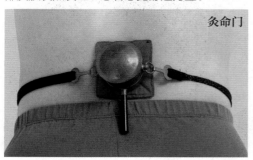

灸命门

茶包小偏方

木瓜干姜茶

[原料] 宣木瓜 12 克，干姜 12 克，艾叶 9 克。

[做法] 1. 宣木瓜切成小块，干姜切片，然后将材料混合分成 4 等份。

2. 将每份用细纱布包起来，热水冲泡即可饮用。

[功效] 适用于风寒阻络型膝关节劳损。

[用法及宜忌] 每天早晚各一次。

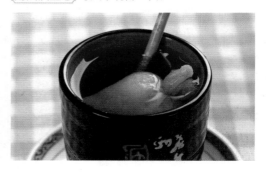

腰椎间盘突出症

腰椎间盘突出是由于过度劳累或外伤等原因致使腰椎间盘中的纤维环破裂，继而出现腰部疼痛、麻木的一种病症。本病好发于青壮年，是骨伤科的多发病。

特效穴位

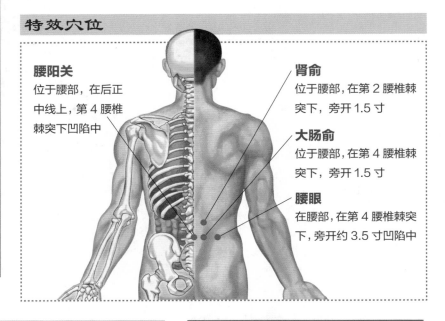

腰阳关
位于腰部，在后正中线上，第4腰椎棘突下凹陷中

肾俞
位于腰部，在第2腰椎棘突下，旁开1.5寸

大肠俞
位于腰部，在第4腰椎棘突下，旁开1.5寸

腰眼
在腰部，在第4腰椎棘突下，旁开约3.5寸凹陷中

艾灸方法

取**肾俞、大肠俞、腰阳关、腰眼、阿是**等穴位施灸。先把新鲜的老姜切成厚约0.3厘米的薄片，用针或牙签在姜片上扎数个小孔。然后把姜片放置在要灸的穴位上。把中艾炷放置在姜片的中心，点燃艾炷施灸。当患者感觉疼痛时可把姜片抬起旋即放下，反复操作，缓解患者的疼痛感。当艾炷燃尽再施第2壮，每穴灸5~7壮，以穴位皮肤潮红为度。每日灸1~2次。

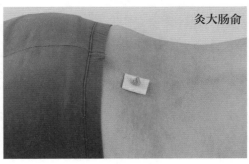

灸大肠俞

茶包小偏方

伸筋草茶

[原料] 伸筋草20克，鸡血藤15克。

[做法] 1.将材料捣碎后混合均匀，分成4等份。
2.将每份用细纱布包起来，热水冲泡即可饮用。

[功效] 适用于腰腿沉重疼痛。

[用法及宜忌] 每天一次，睡前服用。

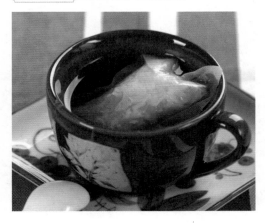

更年期综合征是由雌激素水平下降而引起的一系列症状，如月经变化、面色潮红、心悸、失眠、乏力、抑郁、多虑、情绪不稳定、易激动、注意力难以集中等。

特效穴位

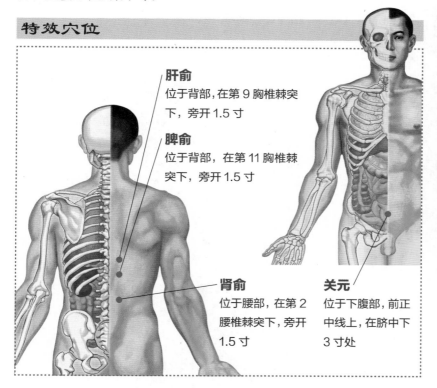

肝俞
位于背部，在第9胸椎棘突下，旁开1.5寸

脾俞
位于背部，在第11胸椎棘突下，旁开1.5寸

肾俞
位于腰部，在第2腰椎棘突下，旁开1.5寸

关元
位于下腹部，前正中线上，在脐中下3寸处

艾灸方法

取**肝俞、脾俞、肾俞、关元**等穴位，按照先灸腰背部再灸胸腹部的顺序施灸。把新鲜的老姜切成厚约0.3厘米的姜片，在姜片上用针或牙签扎数个小孔。让患者取舒适体位，把姜片放置在需要施灸的穴位上。

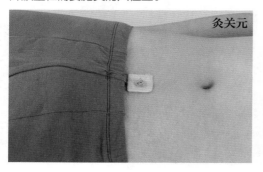

灸关元

泡脚小偏方

原料 小麦30克，甘草15克，大枣6枚。

方法 1. 将小麦、甘草、大枣入锅，加1升清水浸泡5~10分钟，然后煎煮30分钟，取药汁。

2. 将药汁倒入盆中，加入适量温水以没过小腿，然后泡脚15~20分钟。每天睡前泡脚，1天1次。1剂用2次。

适用人群 更年期女性，因为肾阴亏虚、心火亢盛，出现精神忧郁、烦躁不安、喜怒无常、失眠多梦等症。

功效 本方的药材，除了每天泡脚，还可以经常用来泡茶喝，具有养心血、补肾阴、益脾气的作用。

腰腿痛是以腰部和腿部疼痛为主要表现的伤科病症。腰痛轻者，经休息后可缓解，再遇轻度外伤或感受寒湿仍可复发或加重；腰痛重者，可出现大腿后侧及小腿后外侧及脚外侧放射性疼痛，转动、咳嗽、喷嚏时加剧，腰肌痉挛，出现脊柱侧弯。

特效穴位

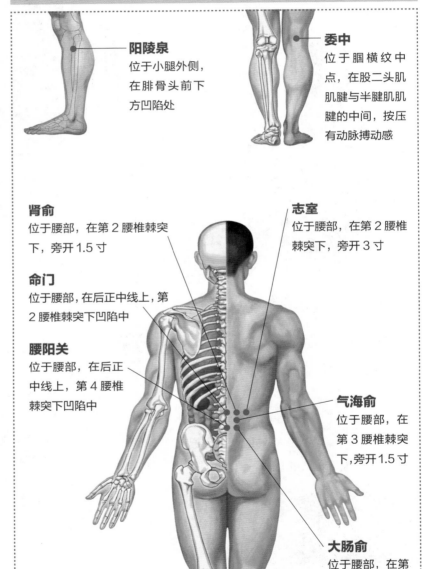

阳陵泉
位于小腿外侧，在腓骨头前下方凹陷处

委中
位于腘横纹中点，在股二头肌肌腱与半腱肌肌腱的中间，按压有动脉搏动感

肾俞
位于腰部，在第 2 腰椎棘突下，旁开 1.5 寸

命门
位于腰部，在后正中线上，第 2 腰椎棘突下凹陷中

腰阳关
位于腰部，在后正中线上，第 4 腰椎棘突下凹陷中

志室
位于腰部，在第 2 腰椎棘突下，旁开 3 寸

气海俞
位于腰部，在第 3 腰椎棘突下，旁开 1.5 寸

大肠俞
位于腰部，在第 4 腰椎棘突下，旁开 1.5 寸

艾灸方法

取**肾俞、命门、志室、腰阳关、气海俞、大肠俞、委中、阳陵泉**等穴位，按照先腰背部后胸腹部、先上部后下部的顺序施灸。让患者取合适体位，在要施灸的穴位上涂上一层凡士林，以黏附艾炷，防止从皮肤上脱落。把小艾炷置于皮肤上，点燃。当燃近皮肤或患者感觉灼痛时，用镊子移去艾炷，更换第2壮。更换艾炷时动作要轻，以免夹碎艾炷，艾火落在皮肤上，灼伤皮肤。每个穴位施3~5壮，以皮肤温热潮红为度。这样的治疗每日1次，7次为一个疗程。

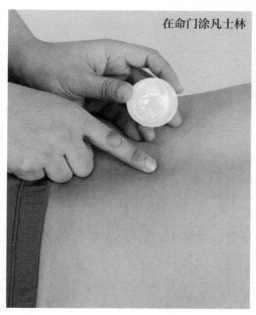

在命门涂凡士林

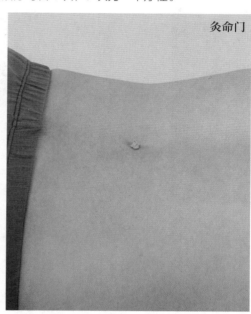

灸命门

艾灸治疗中老年人常见慢性病

泡脚小偏方

原料 肉桂、菟丝子、细辛各30克。

方法 1.将肉桂、菟丝子、细辛放入锅中，加入2升清水浸泡10分钟，大火煮沸后转小火煎40分钟，去渣取汁。

2.将药汁倒入盆中，先用毛巾蘸取药汁温敷腰痛部位，水晾温时加适量温水至没过小腿，泡脚15~20分钟。每天2次，每天1剂，连续使用3~5天。

适用人群 肾虚引起的腰腿疼痛患者，腰膝酸软疼痛，身体疲劳或劳动时疼痛酸软患者。

功效 方中药物具有温肾补阳、散寒止痛的作用。

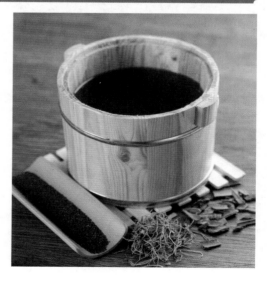

风湿性关节炎

风湿性关节炎多由素体虚弱，风寒湿邪等侵入肌肉关节筋脉，致气血闭阻、流通不畅而发。此病以肌肉、关节疼痛为主要表现，遇寒冷或天气变化则病情加重。

特效穴位

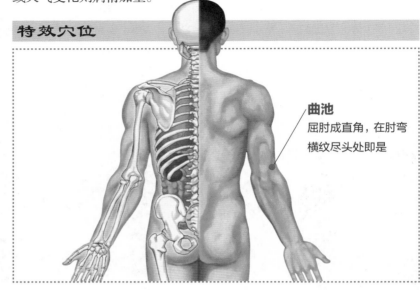

曲池
屈肘成直角，在肘弯横纹尽头处即是

艾灸方法

用艾炷隔姜灸**曲池**穴，每次 3~5 壮，每日 1 次。

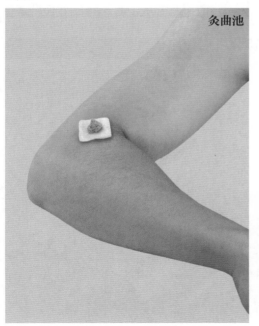

灸曲池

泡脚小偏方

[原料] 防己 30 克，麻黄 5 克，黄芪 10 克。

[方法] 1. 将防己、麻黄、黄芪放入锅中，加 2 升水浸泡 10 分钟，大火煮沸后转小火煎 40 分钟，去渣取汁。

2. 将药汁倒入盆中，加适量温水以没过小腿，泡脚 15~20 分钟，每天 1 次。

[适用人群] 风湿性关节炎患者，关节疼痛，严重者不能弯曲、伸展。

[功效] 方中防己祛风除湿、利水止痛，麻黄温中散寒，黄芪益气补气。

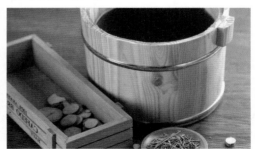

由于肺或肺部血管病变使心脏负担增加所引起的心脏病，叫作肺源性心脏病，简称"肺心病"。外感和内伤均可引起，寒冷地区发病尤多，老年人易患本病。肺心病严重时将发生呼吸衰竭和心力衰竭。

特效穴位

肺俞
在脊柱区，第 3 胸椎棘突下，后正中线旁开 1.5 寸

肾俞
在脊柱区，第 2 腰椎棘突下，后正中线旁开 1.5 寸

膏肓
在脊柱区，第 4 胸椎棘突下，后正中线旁开 3 寸

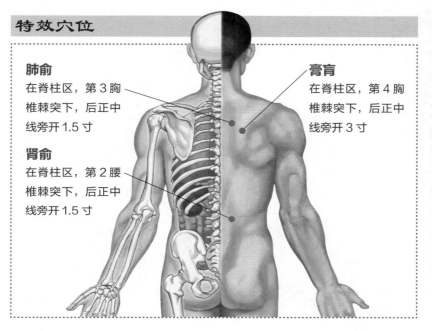

艾灸方法

艾炷隔姜灸**肺俞、膏肓、肾俞**等穴位各 3~7 壮，至局部发热为止。两侧穴位同时灸，3~5 天 1 次，8 次为 1 个疗程。

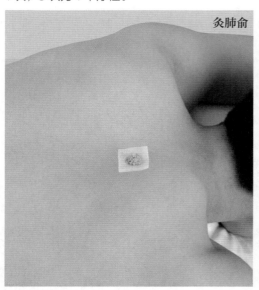

灸肺俞

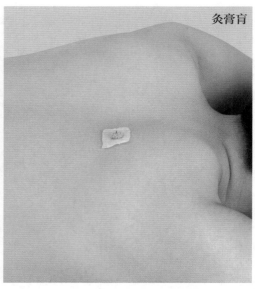

灸膏肓

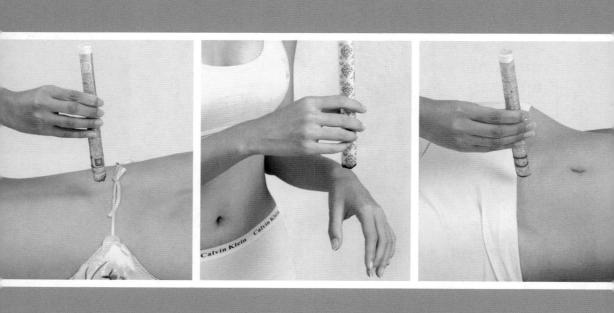

艾灸治疗
女性常见病

宫寒

宫寒的主要表现为小腹冷痛、痛经，得温减轻，得寒加重，白带多，月经失调等。严重的宫寒可造成不孕，或妊娠后胎儿发育迟缓。

特效穴位

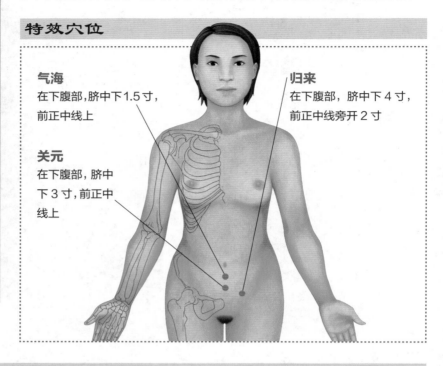

气海
在下腹部，脐中下1.5寸，前正中线上

关元
在下腹部，脐中下3寸，前正中线上

归来
在下腹部，脐中下4寸，前正中线旁开2寸

艾灸方法

用艾条分别回旋灸**关元、气海、归来**等穴 10~15 分钟，以感觉温热适中为宜，每天 1 次。

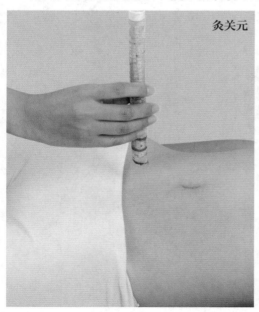

灸关元

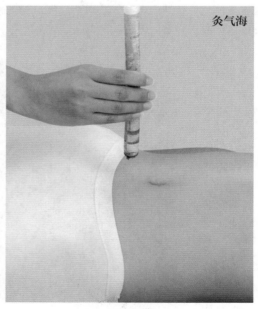

灸气海

慢性盆腔炎是指女性内生殖器及其周围结缔组织、盆腔腹膜的慢性炎症。其主要临床表现为月经紊乱、白带增多、腰腹疼痛及不孕等，如已形成慢性附件炎，则可触及肿块。

特效穴位

关元
位于下腹部，前正中线上，在脐中下 3 寸处

中极
位于下腹部，前正中线上，在脐中下 4 寸

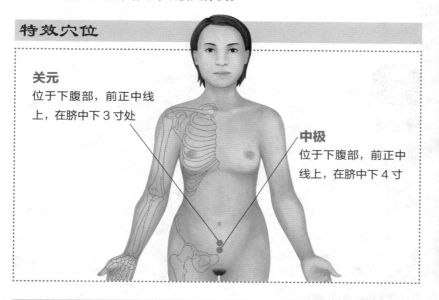

艾灸方法

取**关元、中极**等穴施灸。先把新鲜的老姜切成厚约 0.3 厘米的薄片，用针或牙签在姜片上扎数个小孔，然后让患者取仰卧位，把姜片放置在要施灸的穴位上。把中艾炷放置在姜片的中央，点燃施灸，施灸过程中若患者感觉疼痛，可把姜片略略抬起再放下，反复操作以缓解疼痛，每穴灸 5~7 壮，以穴位处皮肤潮红为度。每日灸 1~2 次。

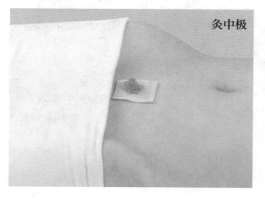

灸中极

泡脚小偏方

[原料] 红花、黄芪、当归各 15 克。

[方法] 1. 将红花、黄芪、当归放入锅中，加入 1 升水浸泡 10 分钟，大火煮沸后转小火煎 20 分钟，取药汁。

2. 将药汁倒入盆中，兑入适量温水使水量没过小腿，然后泡脚 15~20 分钟。每天 1 次，在月经来潮前连续泡 5 天，月经来潮后停止，下一次月经来潮前再泡脚。

[适用人群] 慢性盆腔炎患者。

[功效] 盆腔炎的发生与血瘀、女性身体抵抗力低下有关，不仅需要活血化瘀，还要补气，提高免疫力，方中黄芪、当归益气扶正，红花活血化瘀。

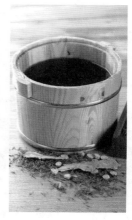

痛经是妇科常见病，是指妇女在经期及其前后，出现小腹或腰部疼痛，甚至痛及腰骶的病症。每随月经周期而发，严重者可伴恶心呕吐、冷汗淋漓、手足厥冷，甚至昏厥，影响工作及生活。

特效穴位

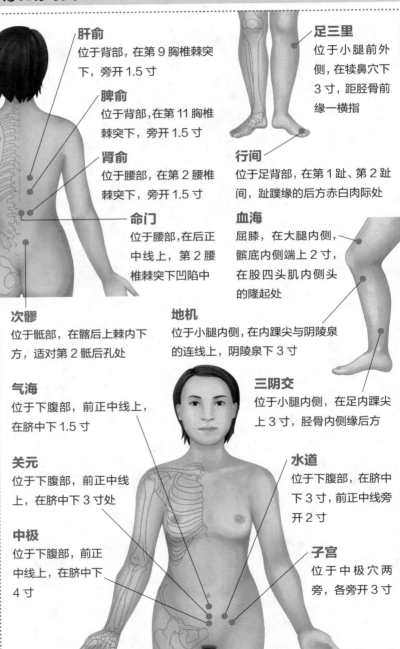

肝俞
位于背部，在第9胸椎棘突下，旁开1.5寸

脾俞
位于背部，在第11胸椎棘突下，旁开1.5寸

肾俞
位于腰部，在第2腰椎棘突下，旁开1.5寸

命门
位于腰部，在后正中线上，第2腰椎棘突下凹陷中

足三里
位于小腿前外侧，在犊鼻穴下3寸，距胫骨前缘一横指

行间
位于足背部，在第1趾、第2趾间，趾蹼缘的后方赤白肉际处

血海
屈膝，在大腿内侧，髌底内侧端上2寸，在股四头肌内侧头的隆起处

次髎
位于骶部，在髂后上棘内下方，适对第2骶后孔处

地机
位于小腿内侧，在内踝尖与阴陵泉的连线上，阴陵泉下3寸

气海
位于下腹部，前正中线上，在脐中下1.5寸

三阴交
位于小腿内侧，在足内踝尖上3寸，胫骨内侧缘后方

关元
位于下腹部，前正中线上，在脐中下3寸处

水道
位于下腹部，在脐中下3寸，前正中线旁开2寸

中极
位于下腹部，前正中线上，在脐中下4寸

子宫
位于中极穴两旁，各旁开3寸

气滞血瘀型痛经

症状

经前或经期小腹胀痛拒按，经血量少，行而不畅，血色紫黯有块，乳房胀痛，胸闷不舒，舌质紫黯。

灸法

取**气海、中极、血海、三阴交、行间**等穴位，按照先灸上部穴位再灸下部穴位的顺序施灸。让患者取合适体位，施灸者站立在患者身侧，点燃艾条的一端，火头对准穴位，距离皮肤3~5厘米施灸，以患者感觉有温热感而无疼痛感为宜。每穴灸10~15分钟，以灸处皮肤潮红为度。此方法要在两次月经之间进行。

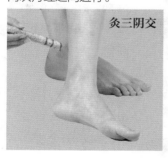

灸三阴交

寒湿凝滞型痛经

症状

经行小腹冷痛，得热则舒，经量少，色紫黯有块，形寒肢冷，小便清长，苔白等。

灸法

取**次髎、中极、水道、子宫、地机**等穴位，按照先灸腰背部穴位再灸胸腹部穴位、先灸上部穴位再灸下部穴位的顺序施灸。让患者取合适体位，施灸者点燃艾条的一端，对准穴位施灸，火头距离皮肤3~5厘米高度，以患者感觉舒适而无疼痛感为宜。每穴灸10~15分钟，以灸处皮肤潮红为度。

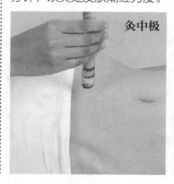

灸中极

气血不足型痛经

症状

经前或经后小腹隐隐作痛，喜按或小腹及阴部空坠不适，月经量少、色淡、质清稀，面色无华，头晕心悸，神疲乏力等。

灸法

取**肝俞、脾俞、肾俞、关元、命门、次髎、水道、子宫、血海、足三里、三阴交**等穴位，按照先灸腰背部穴位再灸胸腹部穴位、先灸上部穴位再灸下部穴位的顺序施灸。让患者取合适体位，施灸者站立在患者身侧，点燃艾条的一端，火头对准穴位，距离皮肤3~5厘米施灸，以患者有温热感而无疼痛感为宜。每穴灸10~20分钟，每日1~2次。

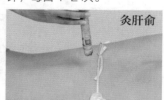

灸肝俞

食疗小偏方

当归生姜羊肉汤

[原料] 羊肉650克，当归、姜片各20克，盐、料酒、酱油各适量。

[做法] 当归洗净、切片。把羊肉剔去筋膜，放入沸水锅内焯去血水后，过清水洗净，斩小块。砂煲内加入清水适量，用大火煮沸，加入姜片、当归片、羊肉块、料酒，加盖，用小火煲3小时，加盐、酱油调味即可。

[功效] 羊肉为温热补虚食物，有益气、温中、暖下的食疗作用。虚寒性月经不调，或经期小腹隐隐冷痛者，食之尤宜，若能与当归、姜一同食用则更妙。

月经不调

月经不调是妇科常见病，表现为月经周期或出血量的异常，或是月经前、经期的腹痛及全身症状。病因可能是器质性病变或是功能失常。

特效穴位

血海
屈膝，在大腿内侧，髌底内侧端上2寸，在股四头肌内侧头的隆起处

然谷
位于足内侧缘，足舟骨粗隆下方，赤白肉际处

三阴交
位于小腿内侧，在足内踝尖上3寸，胫骨内侧缘后方

复溜
位于小腿内侧，太溪穴直上2寸，跟腱的前方

脾俞
位于背部，在第11胸椎棘突下，旁开1.5寸

太溪
位于足内侧，内踝后方，在内踝尖与跟腱之间的凹陷处

足三里
位于小腿前外侧，在犊鼻穴下3寸，距胫骨前缘一横指

太冲
位于足背侧，第1、2跖骨结合部之前凹陷中

命门
位于腰部，在后正中线上，第2腰椎棘突下凹陷中

行间
位于足背部，在第1趾、第2趾间，趾蹼缘的后方赤白肉际处

气海
位于下腹部，前正中线上，在脐中下1.5寸

关元
位于下腹部，前正中线上，在脐中下3寸处

天枢
位于腹中部，平脐中，前正中线旁开2寸

归来
位于下腹部，在脐中下4寸，距前正中线2寸

肾虚不固型月经不调

症状

经行先期，月经经量多、色深红、质黏稠或经量少、质稀薄，腰酸腿软。

灸法

取**关元、血海、三阴交、行间、太冲、复溜、太溪、然谷**等穴位，按照先灸上部穴位再灸下部穴位的顺序施灸。先把新鲜的老姜切成厚约0.3厘米的薄片，在姜片上扎数个小孔，然后把姜片放置在要施灸的穴位上。把中艾炷放置在姜片的中心，点燃施灸。在施灸过程中，若患者感觉疼痛，可把姜片略略抬起旋即放下，反复操作，以缓解疼痛。当艾炷燃尽时重新施第2壮。每穴灸5~10壮。

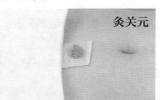

灸关元

血虚型月经不调

症状

经行后期，月经量少色暗淡、质稀薄，小腹冷痛、喜温喜按、形寒肢冷。

灸法

取**气海、血海、三阴交、天枢、归来、命门、关元**等穴位，按照先灸腰背部穴位再灸胸腹部穴位，先灸上部穴位再灸下部穴位的顺序施灸。让患者取合适的体位，在要施灸的穴位上涂抹一层凡士林，以便于黏附艾炷，防止其脱落。把小艾炷放置在涂抹凡士林的穴位上，点燃施灸。当艾炷燃近皮肤或患者感觉疼痛时，用镊子把艾炷夹去重新施第2壮。每穴灸3~5壮，每日一次。

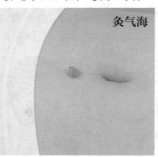

灸气海

气虚不摄型月经不调

症状

经行先期，月经量多色淡、质稀薄，小腹空坠或腰部发胀、神疲乏力。

灸法

取**脾俞、气海、关元、足三里**等穴位，按照先灸腰背部穴位再灸胸腹部穴位、先灸上部穴位再灸下部穴位的顺序施灸。让患者取合适体位，在要施灸的穴位上涂抹一层凡士林，便于黏附艾炷，防止其从皮肤上脱落。把小艾炷放置在已涂抹凡士林的穴位上，点燃施灸。当患者感觉疼痛时或艾炷燃烧接近皮肤时，移去艾炷重新更换第2壮，每穴灸5~10壮，每日一次，在两次月经中间施灸。

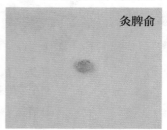

灸脾俞

食疗小偏方

益母当归煲鸡蛋

原料 益母草60克，当归15克，鸡蛋3个。

做法 1.将益母草去杂质，与当归一起放入水中洗净，放入清水3碗煎至1碗，用纱布滤清。

2.鸡蛋煮熟去壳，用牙签扎数个小孔，加入药汁煮半小时，吃蛋饮汤。

功效 当归是中医最常用的妇科调经要药，有补血和血、调经止痛的作用，气血不足造成的各种月经不调、崩漏、闭经者，皆宜服之。

闭经

闭经是指女子超过 18 周岁，月经尚未来潮，或者已经建立正常的月经周期后突然非生理性中断 3 个月以上的疾病。闭经与全身疾病、内分泌失调、精神诸因素有关，如严重贫血、结核病、肾脏病、心脏病等疾病均会引起闭经。

特效穴位

脾俞
位于背部，在第 11 胸椎棘突下，旁开 1.5 寸

肾俞
位于腰部，在第 2 腰椎棘突下，旁开 1.5 寸

膈俞
位于背部，在第 7 胸椎棘突下，旁开 1.5 寸

肝俞
位于背部，在第 9 胸椎棘突下，旁开 1.5 寸

足三里
位于小腿前外侧，在犊鼻下 3 寸，距胫骨前缘一横指

丰隆
位于小腿前外侧，在外踝尖上 8 寸，条口外，距胫骨前缘二横指（中指）

地机
位于小腿内侧，在内踝尖与阴陵泉的连线上，阴陵泉下 3 寸

太冲
位于足背侧，第 1、2 跖骨结合部之前凹陷中

合谷
位于手背，第 1 掌骨与第 2 掌骨间，在第 2 掌骨桡侧中点处

血海
屈膝，在大腿内侧，髌底内侧端上 2 寸，在股四头肌内侧头的隆起处

三阴交
位于小腿内侧，在足内踝尖上 3 寸，胫骨内侧缘后方

气海
位于下腹部，前正中线上，在脐中下 1.5 寸

关元
位于下腹部，前正中线上，在脐中下 3 寸处

中极
位于下腹部，前正中线上，在脐中下 4 寸

归来
位于下腹部，在脐中下 4 寸，距前正中线 2 寸

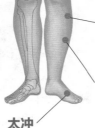
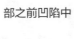

吴中朝教你祛百病

血瘀型闭经

症状

月经数月不行，精神抑郁，烦躁易怒，胸胁胀满，少腹胀痛或拒按。

灸法

取**中极、合谷、血海、丰隆、三阴交、地机、太冲**等穴位，按照先灸上部穴位再灸下部穴位的顺序施灸。先把新鲜的老姜切成厚约0.3厘米的薄片，在姜片上扎数个小孔，然后把姜片放置在要灸的穴位上。把中艾炷放置在姜片的中央，点燃施灸。若施灸过程中患者感觉疼痛可略略抬起姜片，旋即放下，反复操作以缓解疼痛。当艾炷燃尽时更换第2壮，每穴共灸3~5壮。每日一次。

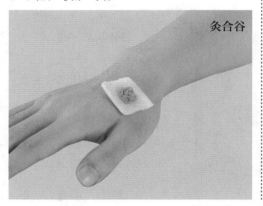

灸合谷

血虚型闭经

症状

月经逐渐后延，量少，经色淡而质薄，继而停闭不行；头晕眼花，心悸气短，脾肾肢倦，食欲不振，毛发不泽或易脱落，身体羸瘦，面色萎黄等。

灸法

取**膈俞、肝俞、肾俞、脾俞、气海、关元、归来、足三里、三阴交**等穴位，按照先灸腰背部穴位再灸胸腹部穴位、先灸上部穴位再灸下部穴位的顺序施灸。让患者取合适体位，施灸者点燃艾条的一端，火头对准穴位，距离皮肤3~5厘米施灸，以患者有温热感而无疼痛感为宜。每穴灸10~15分钟，以灸处皮肤潮红为度。15次为一个疗程。

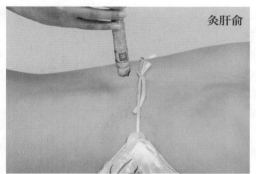

灸肝俞

茶包小偏方

生姜红糖茶

原料 生姜15克，红糖50克。

做法 1. 生姜切片，将材料混合，分成3等份。

2. 将每份用细纱布包起来，热水冲泡即可饮用。

功效 活血，祛瘀，理气，止痛。

用法及宜忌 每天早晚各一次。

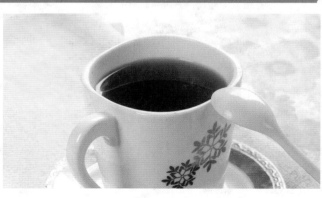

外阴瘙痒症

外阴瘙痒是指外阴各种不同病变引起的一种自觉症状，也可发生于外阴完全正常者。瘙痒处多位于阴蒂、小阴唇，也可波及大阴唇、会阴甚至肛周等皮损区。常为阵发性发作，也可为持续性的，一般在夜间加剧。

特效穴位

中膂俞
位于骶部，在骶正中嵴旁1.5寸，平第3骶后孔

气海俞
位于腰部，在第3腰椎棘突下，旁开1.5寸

大肠俞
位于腰部，在第4腰椎棘突下，旁开1.5寸

血海
屈膝，在大腿内侧，髌底内侧端上2寸，在股四头肌内侧头的隆起处

蠡沟
位于小腿内侧，在足内踝尖上5寸，胫骨内侧面中央

阴陵泉
位于小腿内侧，在胫骨内侧髁后下方凹陷处

三阴交
位于小腿内侧，在足内踝尖上3寸，胫骨内侧缘后方

太溪
位于足内侧，内踝后方，在内踝尖与跟腱之间的凹陷处

阴交
位于下腹部，前正中线上，在脐中下1寸

中极
位于下腹部，前正中线上，在脐中下4寸

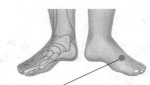

太冲
位于足背侧，第1、2跖骨结合部之前凹陷中

阴廉
位于大腿内侧，在气冲穴直下2寸，大腿根部，耻骨联合下方，长收肌的外缘

吴中朝教你 **艾灸** 祛百病

肝经湿热型外阴瘙痒

症状

外阴瘙痒，甚则痒痛，灼热难忍，坐卧不安；带下量多，色黄如脓，或黄白、黄赤相兼，或呈腐渣样，多有臭气。心烦少寐，口苦口干，胸闷不适，纳欠佳。舌红或边红，苔黄，脉弦数。

灸法

取**气海俞、中膂俞、大肠俞、中极、阴廉、血海、三阴交、阴陵泉、蠡沟、太冲**等穴位。按照先灸腰背部穴位再灸胸腹部穴位、先灸上部穴位再灸下部穴位的顺序施灸。先把新鲜的老姜切成厚约 0.3 厘米的薄片，用针或牙签在薄片上扎数个小孔，然后让患者取合适体位，把姜片放置在要施灸的穴位上。把中艾炷放置在姜片的中央，点燃施灸。施灸过程中，若患者感觉疼痛，可将姜片略略抬起旋即放下，反复操作，以缓解患者疼痛。当艾炷燃尽时更换第 2 壮重新施灸，每穴灸 3~5 壮，隔日一次，15 次为一个疗程。

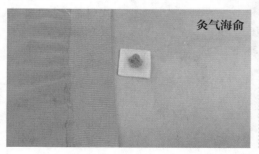

灸气海俞

肝肾阴虚型外阴瘙痒

症状

阴部干涩、灼热瘙痒，或带下量不多，色赤白相兼。头晕目眩，五心烦热，时有烘热汗出，口干不欲饮，腰酸耳鸣。舌红少苔，脉细数无力。

灸法

取**气海俞、中膂俞、大肠俞、中极、阴廉、血海、三阴交、阴交、太溪**等穴位，按照先灸腰背部穴位再灸胸腹部穴位、先灸上部穴位再灸下部穴位的顺序施灸。让患者取合适体位，施灸者点燃艾条的一端，火头对准穴位施灸，距离皮肤 3~5 厘米高度。每穴灸 5~10 分钟，以患者感觉舒适、灸处出现红晕为度。这样的治疗每日一次，15 次为一个疗程。

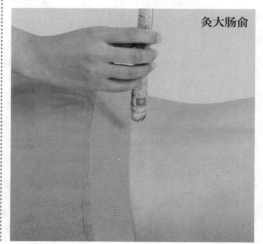

灸大肠俞

泡脚小偏方

[原料] 茵陈、苦参各 30 克。

[方法] 1. 茵陈、苦参放入锅中，加入 1500 毫升清水煎煮 30 分钟，去渣取汁。

2. 将药汁倒入盆中，兑入适量热水，晾温后泡脚，水量最好没过小腿。每天 1~2 次，每次泡 15~20 分钟，连续泡 5~7 天。

[适用人群] 外阴瘙痒患者，对阴道炎、白带异常等也有一定效果。

[功效] 方中茵陈清热除湿，苦参清热除湿、祛风止痒。

白带的量明显增多，色、质、气味发生异常，或伴全身、局部症状者，称为"带下病"，又称"下白物""流秽物"，多由阴道炎、宫颈炎、盆腔炎、妇科肿瘤等疾病引起。

特效穴位

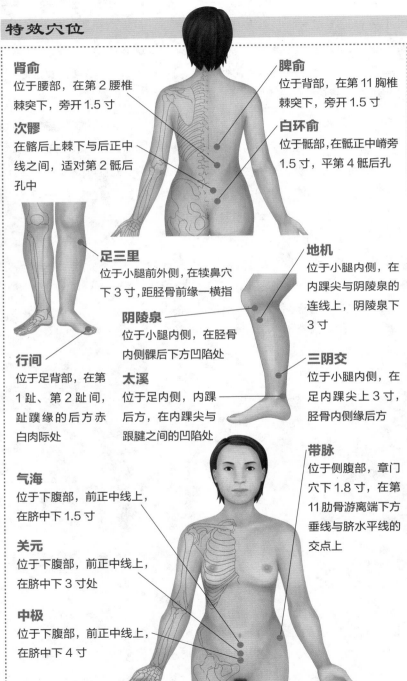

肾俞
位于腰部，在第2腰椎棘突下，旁开1.5寸

次髎
在髂后上棘下与后正中线之间，适对第2骶后孔中

足三里
位于小腿前外侧，在犊鼻穴下3寸，距胫骨前缘一横指

阴陵泉
位于小腿内侧，在胫骨内侧髁后下方凹陷处

行间
位于足背部，在第1趾、第2趾间，趾蹼缘的后方赤白肉际处

太溪
位于足内侧，内踝后方，在内踝尖与跟腱之间的凹陷处

气海
位于下腹部，前正中线上，在脐中下1.5寸

关元
位于下腹部，前正中线上，在脐中下3寸处

中极
位于下腹部，前正中线上，在脐中下4寸

脾俞
位于背部，在第11胸椎棘突下，旁开1.5寸

白环俞
位于骶部，在骶正中嵴旁1.5寸，平第4骶后孔

地机
位于小腿内侧，在内踝尖与阴陵泉的连线上，阴陵泉下3寸

三阴交
位于小腿内侧，在足内踝尖上3寸，胫骨内侧缘后方

带脉
位于侧腹部，章门穴下1.8寸，在第11肋骨游离端下方垂线与脐水平线的交点上

艾灸方法 1

取**脾俞、肾俞、白环俞、次髎、气海、关元、带脉、足三里、三阴交、地机、中极、太溪**等穴位，按照先灸腰背部穴位再灸胸腹部穴位、先灸上部穴位再灸下部穴位的顺序施灸。先在要灸的穴位上涂抹一层凡士林，以黏附艾炷，防止其从皮肤上脱落。把小艾炷放置在涂抹凡士林的穴位上，点燃施灸，当艾炷快要燃尽或患者感觉疼痛时，用镊子移去艾炷，更换第 2 壮重新施灸。每穴灸 3~5 壮，以局部皮肤潮红为度。每日一次，10 次为一个疗程。

此灸法最适用于治疗脾肾阳虚，带下清稀，或肾阴虚火，带下赤白，黏稠无臭秽症状者。

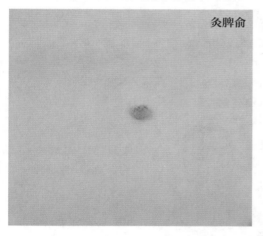

灸脾俞

艾灸方法 2

取**中极、带脉、阴陵泉、三阴交、行间**等穴位，按照先灸上部穴位再灸下部穴位的顺序施灸。让患者取合适体位，医者将 1.5 寸以上的毫针刺入要灸的穴位中，得气后进行适当的补泻手法，然后把细软纯净的艾绒捏紧在针尾上，点燃艾绒施灸，每次灸 1~3 团艾绒。待艾绒燃完后除去灰烬，取出针。这样的治疗每日一次。要求施灸者必须具备针灸知识，能够熟练使用针灸疗法，确保施灸时患者的安全。

此灸法适用于治疗带下色黄量多的患者。

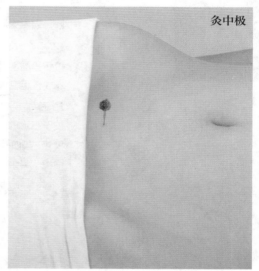

灸中极

食疗小偏方

芡实山药粥

[原料] 芡实、干山药片各 30 克，糯米 50 克，白糖或盐适量。

[做法] 将芡实、山药、糯米入锅，加水同煮成粥，待粥将成时加适量白糖或盐调味，略煮即可。

[功效] 芡实既能补肾固下，又能补脾止带，凡脾虚或肾亏的带下患者均宜食用。尤其是芡实与山药一同服食，更为有益。

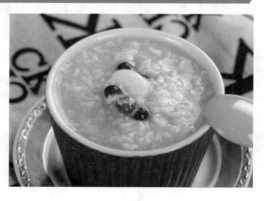

夫妻同居1年以上，有正常性生活，配偶生殖功能正常，未采取避孕措施而未受孕者，可诊断为不孕症。女性不孕症的原因很多，多见以下两类，一类为不能排卵的不孕症，一类为精卵不能结合的不孕症，二者都可能是可逆的，也可能是不可逆的。

特效穴位

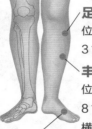
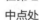

阴陵泉
位于小腿内侧，在胫骨内侧髁后下方凹陷处

三阴交
位于小腿内侧，在足内踝尖上3寸，胫骨内侧缘后方

足三里
位于小腿前外侧，在犊鼻穴下3寸，距胫骨前缘一横指

丰隆
位于小腿前外侧，在外踝尖上8寸，条口外，距胫骨前缘二横指（中指）

太冲
位于足背侧，第1、2跖骨结合部之前凹陷中

神阙
位于腹中部，脐中央

阴交
位于下腹部，前正中线上，在脐中下1寸

关元
位于下腹部，前正中线上，在脐中下3寸处

中极
位于下腹部，前正中线上，在脐中下4寸

命门
位于腰部，在后正中线上，第2腰椎棘突下凹陷中

次髎
在髂后上棘下与后正中线之间，适对第2骶后孔中

合谷
位于手背，第1掌骨与第2掌骨间，在第2掌骨桡侧中点处

气户
位于胸部，在锁骨中点下缘，距前正中线4寸

归来
位于下腹部，在脐中下4寸，距前正中线2寸

子宫
位于中极穴两旁各开3寸

阴廉
位于大腿内侧，在气冲穴直下2寸，大腿根部，耻骨联合下方，长收肌的外缘

肾虚型不孕症

症状

　　婚后长期不孕，初潮延迟，月经不调或停闭、量多或量少，色淡暗质稀，伴腰酸腿软、头晕耳鸣、神疲肢倦、小便清长、面色晦暗等。

灸法

　　取**命门、气户、神阙、阴交、关元、中极、子宫、足三里、三阴交**等穴位，按照先灸腰背部穴位再灸胸腹部穴位、先灸上部穴位再灸下部穴位的顺序施灸。让患者取合适体位，露出要灸的穴位皮肤。施灸者点燃艾条的一端，火头对准穴位施灸，距离皮肤3~5厘米高度，以患者感觉温热而无疼痛感为宜。每穴灸15~20分钟，灸至皮肤潮红为度。每日1次，10次为一个疗程。

痰湿内阻型不孕症

症状

　　婚后长期不孕，月经周期延后，经行不畅、色紫黑、有血块，或经行腹痛，平时小腹或少腹疼痛，或肛门坠胀不适，舌质紫暗，边有瘀点等。

艾灸

　　取**中极、合谷、三阴交、气户、阴廉、阴陵泉、丰隆、归来、次髎、子宫、太冲**等穴位，按照先灸腰背部穴位再灸胸腹部穴位、先灸上部穴位再灸下部穴位的顺序施灸。让患者取合适体位，施灸者点燃艾条的一端，火头对准要灸的穴位，距离皮肤3~5厘米施灸。以患者灸处有温热感而无疼痛感为宜。每穴灸15~20分钟，灸至患者感觉舒适，灸处皮肤潮红为度。每日一次，10次为一个疗程。

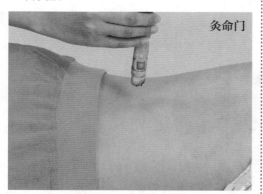

灸命门

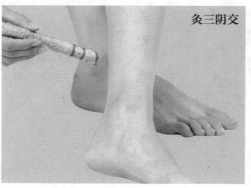

灸三阴交

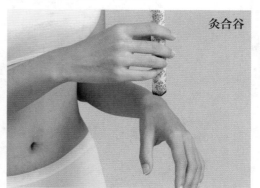

灸合谷

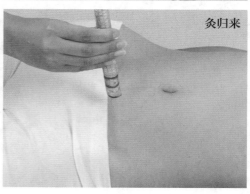

灸归来

习惯性流产

凡妊娠不到 20 周，胎儿体重不足 500 克而中止者，称流产。习惯性流产是指流产连续发生 3 次以上者。其临床症状以阴道出血、阵发性腹痛为主。习惯性流产多与生殖器官发育不良、免疫失调、内分泌紊乱、子宫内膜的各种感染有关。

特效穴位

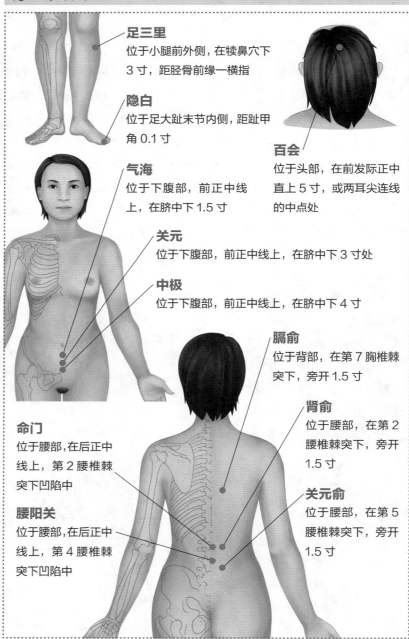

足三里
位于小腿前外侧，在犊鼻穴下 3 寸，距胫骨前缘一横指

隐白
位于足大趾末节内侧，距趾甲角 0.1 寸

百会
位于头部，在前发际正中直上 5 寸，或两耳尖连线的中点处

气海
位于下腹部，前正中线上，在脐中下 1.5 寸

关元
位于下腹部，前正中线上，在脐中下 3 寸处

中极
位于下腹部，前正中线上，在脐中下 4 寸

膈俞
位于背部，在第 7 胸椎棘突下，旁开 1.5 寸

肾俞
位于腰部，在第 2 腰椎棘突下，旁开 1.5 寸

关元俞
位于腰部，在第 5 腰椎棘突下，旁开 1.5 寸

命门
位于腰部，在后正中线上，第 2 腰椎棘突下凹陷中

腰阳关
位于腰部，在后正中线上，第 4 腰椎棘突下凹陷中

肾阴亏虚型

取**气海、关元、中极、肾俞、命门、腰阳关、关元俞、百会**等穴位，按照先灸腰背部穴位再灸胸腹部穴位、先灸上部穴位再灸下部穴位的顺序施灸。先将新鲜的老姜切成厚约 0.3 厘米的薄片，用针或牙签在姜片上扎数个小孔，然后让患者取舒适的体位，把姜片放置在要灸的穴位上。把中艾炷放置在姜片的中央，点燃施灸。施灸过程中若患者感觉灼痛，可把姜片略抬起旋即放下，反复操作，以缓解疼痛。每穴灸 3~5 壮，隔日一次，10 次为一个疗程。

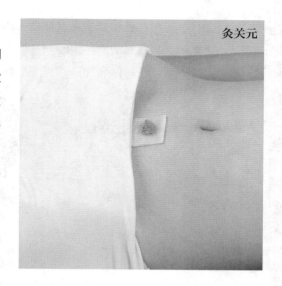
灸关元

气血虚弱型

取**气海、关元、中极、肾俞、足三里、膈俞、隐白**等穴位，按照先灸腰背部穴位再灸胸腹部穴位、先灸上部穴位再灸下部穴位的顺序施灸。让患者取合适的体位，露出要灸的穴位皮肤。施灸者点燃艾条的一端，火头对准穴位，距离皮肤 3~5 厘米高度施灸，以患者感觉灸处有温热感而无疼痛感为宜。每穴灸 15 分钟，每天 1 次，10 次为一个疗程，每个疗程间隔 3 天。

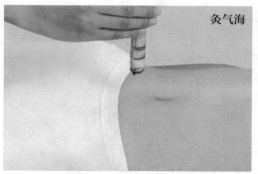
灸气海

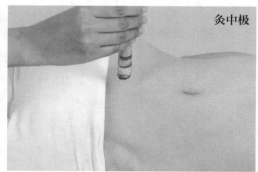
灸中极

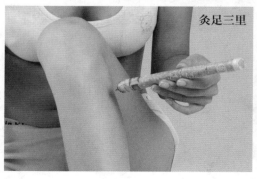
灸足三里

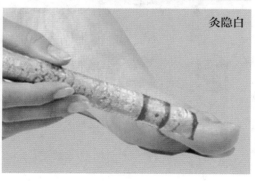
灸隐白

乳腺增生

乳腺增生是女性最常见的乳房疾病，是由于人体内分泌紊乱而引起乳腺结构异常的一种疾病。其症状以乳房周期性疼痛为特征，每次月经前疼痛加剧，行经后疼痛减轻或消失，严重者经前经后均呈持续性疼痛。

特效穴位

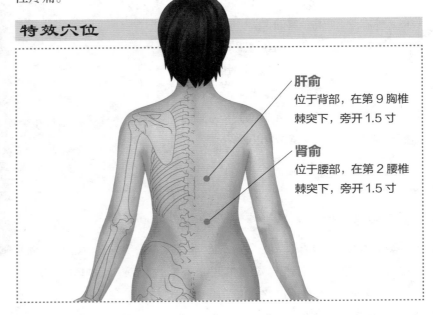

肝俞
位于背部，在第 9 胸椎棘突下，旁开 1.5 寸

肾俞
位于腰部，在第 2 腰椎棘突下，旁开 1.5 寸

吴中朝教你 艾灸 祛百病

艾灸方法

取**肝俞、肾俞**等穴位，让患者取俯卧位，施灸者点燃艾条的一端，火头对准要灸的穴位，距离皮肤 3~5 厘米高度施灸，以患者感觉灸处有温热感而无灼痛感为宜。每穴灸 15~20 分钟，灸至皮肤潮红为度。每日灸 1~2 次。灸治过程中，施灸者注意力要集中，以免艾灰掉落在皮肤上，烫伤患者。

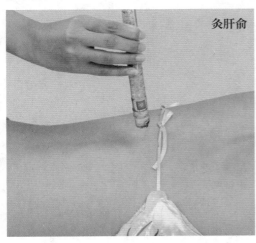

灸肝俞

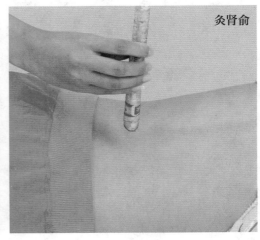

灸肾俞

急性乳腺炎是由细菌感染所致的急性乳房炎症，常在短期内形成脓肿，多由金黄色葡萄球菌或链球菌沿淋巴管入侵所致。多见于产后2~6周哺乳妇女，尤其是初产妇。此病在哺乳期的任何时间都可发生，而在哺乳的开始最为常见。

特效穴位

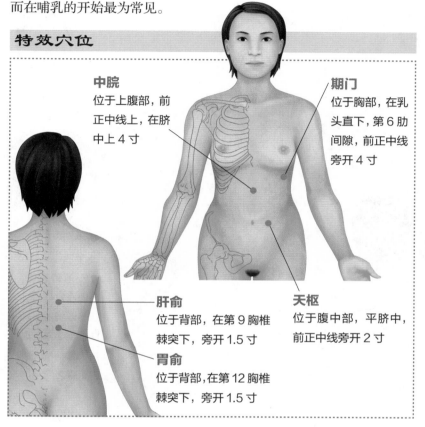

中脘
位于上腹部，前正中线上，在脐中上 4 寸

期门
位于胸部，在乳头直下，第 6 肋间隙，前正中线旁开 4 寸

肝俞
位于背部，在第 9 胸椎棘突下，旁开 1.5 寸

胃俞
位于背部，在第 12 胸椎棘突下，旁开 1.5 寸

天枢
位于腹中部，平脐中，前正中线旁开 2 寸

艾灸方法

取**肝俞、胃俞、期门、中脘、天枢、阿是**等穴位，按照先灸腰背部穴位再灸胸腹部穴位的顺序施灸。先将大蒜横切成厚约 0.3 厘米的薄片，用针或牙签在蒜片上扎数个小孔，然后让患者取合适体位，把蒜片放置在要灸的穴位上。把中艾炷放置在蒜片的中心，点燃施灸。当艾炷燃尽时更换第 2 壮，灸完 4~5 壮后，更换蒜片继续施灸。每穴灸 7 壮，以灸处皮肤潮红为度。灸治过程中小心操作，避免烫伤患者皮肤。

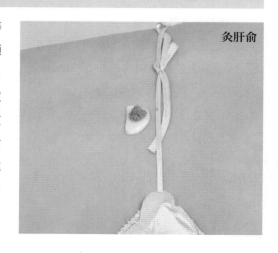

灸肝俞

妊娠呕吐

妊娠呕吐是指受孕后 2~3 个月之间，反复出现的以恶心、呕吐、厌食或食入即吐为主要症状的孕期病症，一般在妊娠 12 周左右会自行消失，对生活和工作影响不大，不需特殊治疗。

特效穴位

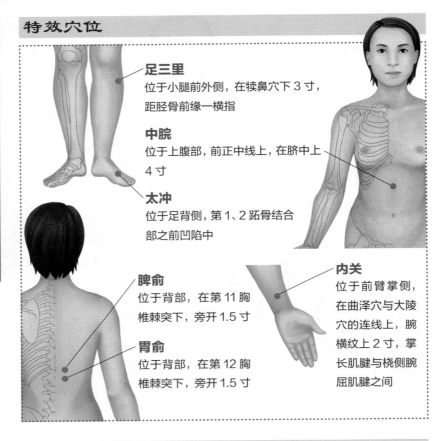

足三里
位于小腿前外侧，在犊鼻穴下 3 寸，距胫骨前缘一横指

中脘
位于上腹部，前正中线上，在脐中上 4 寸

太冲
位于足背侧，第 1、2 跖骨结合部之前凹陷中

脾俞
位于背部，在第 11 胸椎棘突下，旁开 1.5 寸

胃俞
位于背部，在第 12 胸椎棘突下，旁开 1.5 寸

内关
位于前臂掌侧，在曲泽穴与大陵穴的连线上，腕横纹上 2 寸，掌长肌腱与桡侧腕屈肌腱之间

吴中朝教你 **艾灸** 祛百病

艾灸方法

取**脾俞、胃俞、中脘、内关、足三里、太冲**等穴位，按照先灸腰背部穴位再灸胸腹部穴位、先灸上部穴位再灸下部穴位的顺序施灸。让患者取合适的体位，施灸者将艾条的一端点燃，火头对准要灸的穴位，距离皮肤 3~5 厘米施灸，以患者灸部有温热感而无灼痛感为宜。每穴灸 10~15 分钟。每天灸 1 次，5 天为一个疗程，若症状未得到改善，隔两天可继续下一疗程。

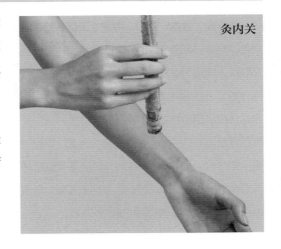

灸内关

产妇产后饮食如常，但大便数日不行或排便时干燥疼痛，难以解出者，称为产后便秘，是最常见的产后病之一。其主要是由产褥期胃肠功能减弱、排便力量减弱、产后身体虚弱造成的。

特效穴位

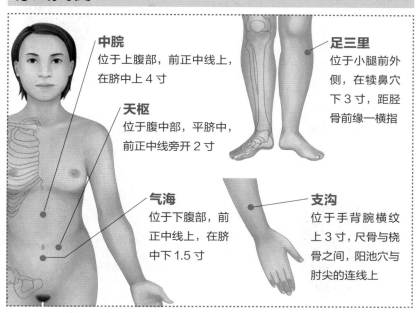

中脘
位于上腹部，前正中线上，在脐中上 4 寸

天枢
位于腹中部，平脐中，前正中线旁开 2 寸

气海
位于下腹部，前正中线上，在脐中下 1.5 寸

足三里
位于小腿前外侧，在犊鼻穴下 3 寸，距胫骨前缘一横指

支沟
位于手背腕横纹上 3 寸，尺骨与桡骨之间，阳池穴与肘尖的连线上

艾灸方法

取**中脘、天枢、气海、支沟、足三里**等穴位，按照先灸上部穴位再灸下部穴位的顺序施灸。让患者取合适的体位，取长度在 1.5 寸以上的毫针刺入穴位，得气后留针，在留针过程中，将艾绒搓团捻裹于针柄上点燃，通过针体将热力传入穴位。每次燃烧 1~3 团艾绒。待艾绒燃完后除去灰烬，将针取出。此灸法必须由专业人士操作，以免误伤患者。

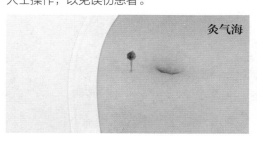

灸气海

茶包小偏方

蜜茶

原料 蜂蜜 2 毫升，绿茶 3 克。

做法 1. 将绿茶分成 4 等份。

2. 将每份用细纱布包起来，热水冲泡后调入适量蜂蜜即可饮用。

功效 润肠，清热，通便。适用于产后便秘。

用法及宜忌 每天早晚各一次。

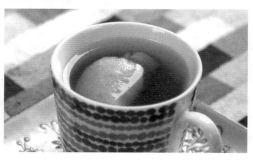

子宫脱垂

子宫脱垂是指支撑子宫的组织受损伤或薄弱，致使子宫从正常位置沿阴道下降，子宫颈外口达坐骨棘水平以下，甚至子宫全部脱出阴道口外的一种病症。

特效穴位

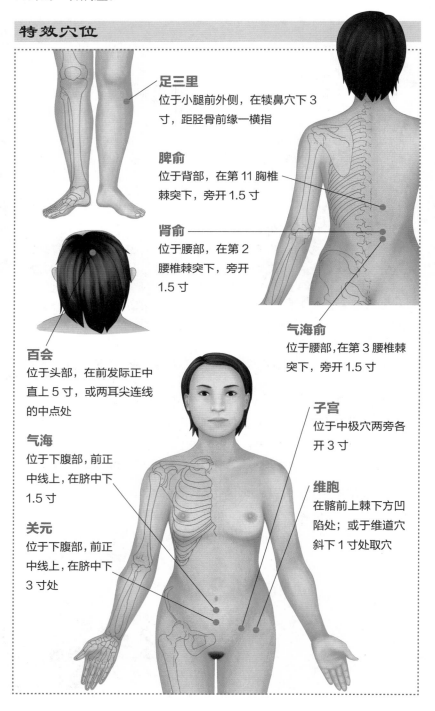

足三里
位于小腿前外侧，在犊鼻穴下 3 寸，距胫骨前缘一横指

脾俞
位于背部，在第 11 胸椎棘突下，旁开 1.5 寸

肾俞
位于腰部，在第 2 腰椎棘突下，旁开 1.5 寸

气海俞
位于腰部，在第 3 腰椎棘突下，旁开 1.5 寸

百会
位于头部，在前发际正中直上 5 寸，或两耳尖连线的中点处

气海
位于下腹部，前正中线上，在脐中下 1.5 寸

关元
位于下腹部，前正中线上，在脐中下 3 寸处

子宫
位于中极穴两旁各开 3 寸

维胞
在髂前上棘下方凹陷处；或于维道穴斜下 1 寸处取穴

138

吴中朝教你 **艾灸** 祛百病

脾虚型子宫脱垂

症状

子宫下脱阴道口外，劳则加剧，面色苍白，神疲懒言，带下量多。

灸法

取**气海、关元、维胞、子宫**等穴位，让患者取俯卧位，在要施灸的穴位上涂抹一层凡士林，以黏附艾炷，防止其从皮肤上脱落。把小艾炷放置在涂抹凡士林的穴位上，点燃施灸。当患者感觉疼痛或艾炷燃近皮肤时移去艾炷，重新施第2壮。每穴灸5壮，每日1次，10次为一个疗程，每个疗程间隔5天。

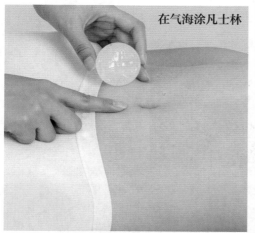

在气海涂凡士林

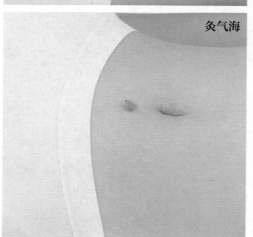

灸气海

肾虚型子宫脱垂

症状

子宫下脱阴道口外，劳则加剧，面色苍白，腰酸腿软，头晕耳鸣，小便频数。

灸法

取**百会、脾俞、肾俞、气海俞、关元、气海、维胞、足三里、子宫**等穴位，按照先灸腰背部穴位再灸胸腹部穴位、先灸上部穴位再灸下部穴位的顺序施灸。先将新鲜的老姜切成厚约0.3厘米的薄片，用针或牙签在姜片上扎数个小孔，然后让患者取合适的体位，把姜片放置在要施灸的穴位上。给百会穴施灸时，要先将头发拨向两边，然后再放置姜片。把中艾炷放置在姜片的中央，点燃艾炷施灸。施灸过程中若患者感觉灼痛，可将姜片抬起旋即放下，反复操作，以缓解患者疼痛感。当艾炷燃尽时更换第2壮重新施灸，每穴灸10壮，每日1次，10次为一个疗程，每个疗程间隔5天。

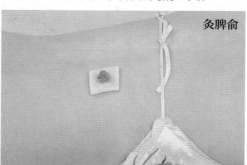

灸脾俞

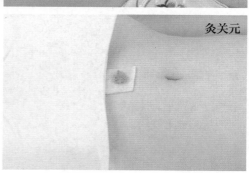

灸关元

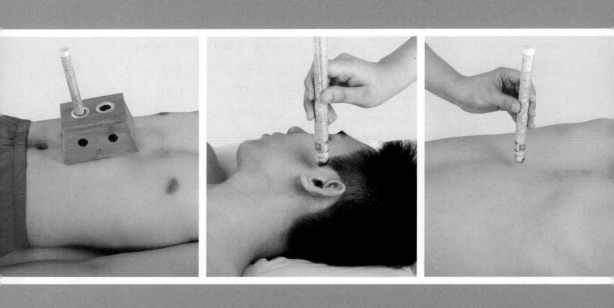

艾灸治疗
男性常见病

前列腺炎是一种男性常见病，是指前列腺特异性或非特异性感染所致的急慢性炎症引起的全身或局部症状。常见症状有尿急、尿频、排尿时有烧灼感，或有恶寒、发热、全身乏力等症状。

特效穴位

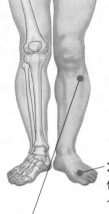

曲泉
位于膝内侧，屈膝，在膝关节内侧面横纹内侧端，股骨内侧髁的后缘，半腱肌、半膜肌止端的前缘凹陷处

三阴交
位于小腿内侧，在足内踝尖上3寸，胫骨内侧缘后方

阴陵泉
位于小腿内侧，在胫骨内侧髁后下方凹陷处

太冲
位于足背侧，第1、2跖骨结合部之前凹陷中

太溪
位于足内侧，内踝后方，在内踝尖与跟腱之间的凹陷处

足三里
位于小腿前外侧，在犊鼻穴下3寸，距胫骨前缘一横指

气海
位于下腹部，前正中线上，在脐中下1.5寸

中极
位于下腹部，前正中线上，在脐中下4寸

肾俞
位于腰部，在第2腰椎棘突下，旁开1.5寸

膀胱俞
位于骶部，在骶正中嵴旁1.5寸，平第2骶后孔

吴中朝教你 艾灸 祛百病

肾虚型前列腺炎

症状

尿浊、烦热、舌红脉细，部分患者可见遗精、腰冷、神疲。

灸法

取**阴陵泉、三阴交、气海、中极、太溪、膀胱俞、肾俞、足三里**等穴位，按照先灸腰背部穴位再灸胸腹部穴位、先灸上部穴位再灸下部穴位的顺序施灸。让患者取合适的体位，在要灸的穴位上涂抹一层凡士林，以黏附艾炷，防止其从皮肤上脱落。把小艾炷放置在皮肤上，点燃施灸。当艾炷燃近皮肤或患者感觉疼痛时。用镊子夹去艾炷更换第2壮重新施灸。每穴灸3~5壮，隔日一次。

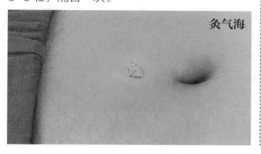

灸气海

湿热下注型前列腺炎

症状

尿频、尿急、尿热、尿痛、尿后滴血等。

灸法

取**阳陵泉、三阴交、气海、中极、曲泉、太冲**等穴位，按照先灸上部穴位再灸下部穴位的顺序施灸。让患者取合适的体位，施灸者点燃艾条的一端，火头对准要灸的穴位，距离皮肤3~5厘米高度施灸，以患者感觉舒适而无疼痛感为宜。每穴灸10~30分钟，以患者灸处皮肤潮红为度。每日灸1~2次。此灸法最适用于湿热下注引起的前列腺炎。

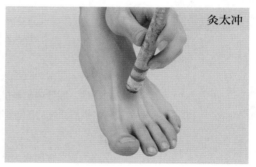

灸太冲

泡脚小偏方

原料 红花12克，金银花15克，蒲公英、车前草各25克。

方法 1. 将所有药物放入锅中，加入2升清水浸泡5分钟，大火煮沸后转小火煎20分钟，去渣取汁。
2. 将药汁分成两份，一份熏洗外阴、睾丸，一份倒入足浴盆中加适量温水泡脚15~20分钟，每天2次。1剂可用2次。

适用人群 湿热下注、血瘀所致的前列腺炎、睾丸炎、尿道炎患者。

功效 方中蒲公英、车前草、金银花清热泻火、利水渗湿，红花活血祛瘀。

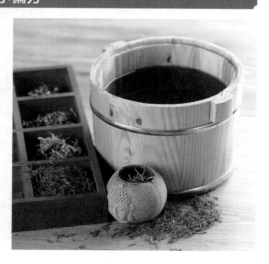

阳痿

阳痿是指在有性欲要求时阴茎不能勃起或勃起不坚，或者虽然有勃起且有一定的硬度，但不能保持性交的足够时间，因而妨碍性交或不能完成性交。

特效穴位

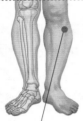

气海
位于下腹部，前正中线上，在脐中下 1.5 寸

关元
位于下腹部，前正中线上，在脐中下 3 寸处

中极
位于下腹部，前正中线上，在脐中下 4 寸

足三里
位于小腿前外侧，在犊鼻穴下 3 寸，距胫骨前缘一横指

神阙
位于腹中部，脐中央

内关
位于前臂掌侧，在曲泽与大陵穴的连线上，腕横纹上 2 寸，掌长肌腱与桡侧腕屈肌腱之间

曲泉
位于膝内侧，屈膝，在膝关节内侧面横纹内侧端，股骨内侧髁的后缘，半腱肌、半膜肌止端的前缘凹陷处

阴陵泉
位于小腿内侧，在胫骨内侧髁后下方凹陷处

三阴交
位于小腿内侧，在足内踝尖上 3 寸，胫骨内侧缘后方

太溪
位于足内侧，内踝后方，在内踝尖与跟腱之间的凹陷处

心俞
位于背部，在第 5 胸椎棘突下，旁开 1.5 寸

命门
位于腰部，在后正中线上，第 2 腰椎棘突下凹陷中

腰阳关
位于腰部，在后正中线上，第 4 腰椎棘突下凹陷中

然谷
位于足内侧缘，足舟骨粗隆下方，赤白肉际处

脾俞
位于背部，在第 11 胸椎棘突下，旁开 1.5 寸

肾俞
位于腰部，在第 2 腰椎棘突下，旁开 1.5 寸

膀胱俞
位于骶部，在骶正中嵴旁 1.5 寸，平第 2 骶后孔

吴中朝教你 祛百病

心脾受损型阳痿

症状

阳事不举，夜寐多梦不安，心烦神疲，饮食不香，面色无华。

灸法

取**心俞、脾俞、肾俞、气海、关元、内关、足三里**等穴位，按照先灸腰背部穴位再灸胸腹部穴位、先灸上部穴位再灸下部穴位的顺序施灸。先将新鲜的老姜切成厚约 0.3 厘米的薄片，用针或牙签在上面扎数个小孔，然后让患者取合适的体位，把姜片放置在要施灸的穴位上。

把中艾炷放置在要灸的穴位上，点燃施灸。灸治过程中，若患者感觉疼痛，可把姜片略略抬起再放下，反复操作，以缓解疼痛。当艾炷燃尽时更换第 2 壮重新施灸。每穴灸 5~10 壮，隔日 1 次，10 次为一个疗程。

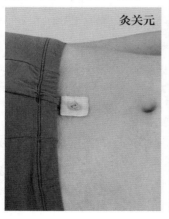
灸关元

命门火衰型阳痿

症状

临房阴茎萎软或举而不坚，精液清冷或射精障碍，伴有头晕目眩、腰酸耳鸣、畏寒肢冷、面色眼圈黝黑、精神萎靡不振。

灸法

取**心俞、肾俞、命门、腰阳关、神阙、关元、中极、三阴交、太溪**等穴位，按照先灸腰背部穴位再灸胸腹部穴位、先灸上部穴位再灸下部穴位的顺序施灸。施灸者点燃艾条的一端，火头对准要灸的穴位，距离皮肤 3~5 厘米高度施灸，以患者感觉温热而无疼痛感为宜。每穴灸 15~20 分钟，每日或隔日 1 次。10 次为一个疗程。

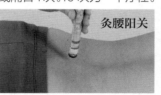
灸腰阳关

湿热下注型阳痿

症状

阴茎萎软，阴囊潮湿，腰膝无力，小便黄赤骚臭。

灸法

取**膀胱俞、关元、曲泉、阴陵泉、三阴交、然谷**等穴位，按照先灸腰背部穴位再灸胸腹部穴位、先灸上部穴位再灸下部穴位的顺序施灸。施灸者点燃艾条的一端，火头对准要灸的穴位，距离皮肤 3~5 厘米高度施灸，以患者感觉温热而无疼痛感为宜。每穴灸 10~15 分钟，每日 1 次，10 次为一个疗程。

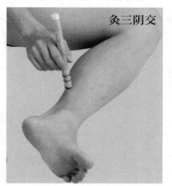
灸三阴交

食疗小偏方

黄焖狗肉

[原料] 狗肉 1000 克，葱段、姜块、辣椒、盐、酱油、白糖、胡椒粉各适量。

[做法] 1. 将狗肉洗净，用沸水烫一下，切大块，炸至金黄色。
2. 砂锅中先投入葱段、姜块、辣椒垫底，再放上狗肉块，加盐、酱油、清水，大火煮沸，改小火炖约 1.5 小时至熟，加入适量白糖，撒胡椒粉略煮即可。

[功效] 狗肉，有补肾、益精、助阳的食疗作用，可疗阳疾。凡肾阳不足、命门火衰型阳痿之人，均宜食用。

遗精

遗精是一种不因性交而精液自行排出的生理现象。在梦境中的遗精称梦遗，无梦而自遗者名滑精。遗精的频率可以从 1~2 周一次到 4~5 周一次不等，均属正常，若一周内有几次或一夜几次遗精就属于一种病理现象，应及时治疗。

特效穴位

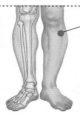

足三里
位于小腿前外侧，在犊鼻穴下 3 寸，距胫骨前缘一横指

内关
位于前臂掌侧， 在曲泽穴与大陵穴的连线上，腕横纹上 2 寸，掌长肌腱与桡侧腕屈肌腱之间

神门
位于腕部，腕掌侧横纹尺侧端，尺侧腕屈肌腱的桡侧凹陷处

气海
位于下腹部，前正中线上，在脐中下 1.5 寸

三阴交
位于小腿内侧，在足内踝尖上 3 寸，胫骨内侧缘后方

阴陵泉
位于小腿内侧，在胫骨内侧髁后下方凹陷处

复溜
位于小腿内侧，太溪穴直上 2 寸，跟腱的前方

关元
位于下腹部，前正中线上，在脐中下 3 寸

大赫
位于下腹部，在脐中下 4 寸，前正中线旁开 0.5 寸

然谷
位于足内侧缘，足舟骨粗隆下方，赤白肉际处

太溪
位于足内侧，内踝后方，在内踝尖与跟腱之间的凹陷处

中极
位于下腹部，前正中线上，在脐中下 4 寸

心俞
位于背部，在第 5 胸椎棘突下，旁开 1.5 寸

命门
位于腰部，在后正中线上，第 2 腰椎棘突下凹陷中

肾俞
位于腰部，在第 2 腰椎棘突下，旁开 1.5 寸

次髎
在髂后上棘下与后正中线之间，适对第 2 骶后孔中

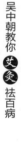

吴中朝教你 艾灸 祛百病

肾虚不固型遗精

症状

　　无梦而遗，遗精频作，甚则不分昼夜，阳动则有精液滑出，腰酸肢冷，头晕脑胀，神疲乏力，面色苍白，或兼阳痿，自汗气短。

灸法

　　取**肾俞、命门、气海、关元、大赫、中极、足三里、太溪、三阴交**等穴位，按照先灸腰背部穴位再灸胸腹部穴位、先灸上部穴位再灸下部穴位的顺序施灸。先把新鲜的老姜切成厚约0.3厘米的薄片，用针在姜片上扎数个小孔，然后让患者取合适体位，把姜片放置在要灸的穴位上。把中艾炷放置在姜片的中央，点燃施灸。若灸治过程中患者感觉疼痛，可把姜片略略抬起旋即放下，反复操作，以缓解疼痛。当艾炷燃尽时更换第2壮。每穴灸3~5壮，每日1次，3次为一个疗程。

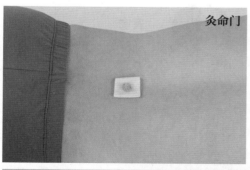

灸命门

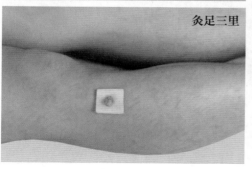

灸足三里

君相火旺型遗精

症状

　　夜不安寐，阴茎易举，梦遗频作，伴头晕耳鸣、腰酸神疲、体倦无力、尿黄赤。

灸法

　　取**心俞、肾俞、次髎、关元、大赫、内关、神门、阴陵泉、三阴交、太溪、然谷**等穴位，按照先灸腰背部穴位再灸胸腹部穴位、先灸上部穴位再灸下部穴位的顺序施灸。让患者取合适体位，施灸者点燃艾条的一端，火头对准穴位，距离皮肤3~5厘米高度施灸。每穴灸10~20分钟，以灸处皮肤潮红为度。每日灸1次，10次为一个疗程。

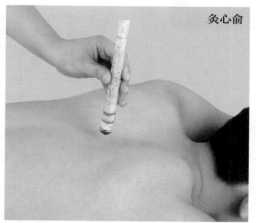

灸心俞

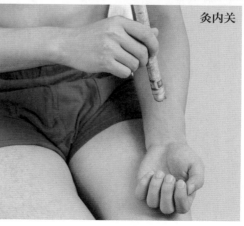

灸内关

男性不育是指夫妻同居 1 年以上，未采取避孕措施而女方未怀孕，女方检查正常，男方检查异常的一种病症。导致男性不育的原因很多，精子生成障碍、精子数量不足、精子质量差、精子活动力低等都会造成男性不育。

特效穴位

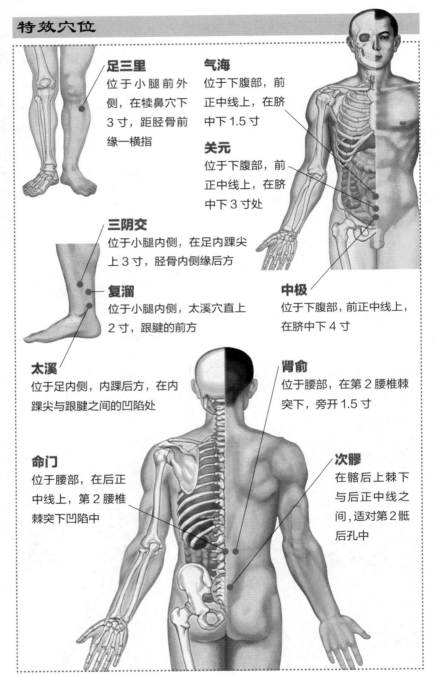

足三里
位于小腿前外侧，在犊鼻穴下 3 寸，距胫骨前缘一横指

气海
位于下腹部，前正中线上，在脐中下 1.5 寸

关元
位于下腹部，前正中线上，在脐中下 3 寸处

三阴交
位于小腿内侧，在足内踝尖上 3 寸，胫骨内侧缘后方

复溜
位于小腿内侧，太溪穴直上 2 寸，跟腱的前方

中极
位于下腹部，前正中线上，在脐中下 4 寸

太溪
位于足内侧，内踝后方，在内踝尖与跟腱之间的凹陷处

肾俞
位于腰部，在第 2 腰椎棘突下，旁开 1.5 寸

命门
位于腰部，在后正中线上，第 2 腰椎棘突下凹陷中

次髎
在髂后上棘下与后正中线之间，适对第 2 骶后孔中

吴中朝教你 艾灸 祛百病

肾精亏乏型不育

症状

性交时射精量少或无精，伴头晕耳鸣、夜寐欠佳、烦热盗汗、形瘦神疲。

灸法

取**肾俞、气海、关元、中极**等穴位，按照先灸腰背部穴位再灸胸腹部穴位的顺序施灸。先将新鲜的老姜切成厚约 0.3 厘米的薄片，用针在姜片上扎数个小孔，然后让患者取合适的体位，把姜片放置在要施灸的穴位上。把中艾炷放置在姜片的中央，点燃施灸，当患者感觉疼痛时，把姜片略略抬起旋即放下，反复操作以缓解疼痛。当艾炷燃尽时更换第 2 壮。每穴灸 3~5 壮，每日 1~2 次。3 次为一个疗程。

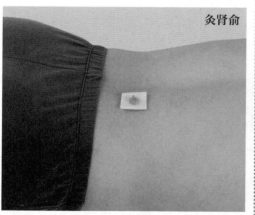

灸肾俞

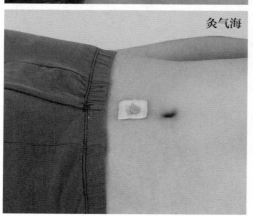

灸气海

肾气不足型不育

症状

性欲低下或伴阳痿，性交时射精量少或无精射出，精液清冷，头晕目眩，腰膝酸软，困倦乏力，形寒肢冷，面色苍白，小便清长。

灸法

取**肾俞、命门、次髎、气海、关元、中极、足三里、三阴交、复溜、太溪**等穴位，按照先灸腰背部穴位再灸胸腹部穴位、先灸上部穴位再灸下部穴位的顺序施灸。让患者取合适的体位，点燃艾条一端，火头对准要灸的穴位，距离皮肤 3~5 厘米高度施灸，以患者感觉温热而无疼痛感为宜。每穴灸 10~30 分钟，每日 1~2 次，30 次为一个疗程。

艾灸治疗男性常见病

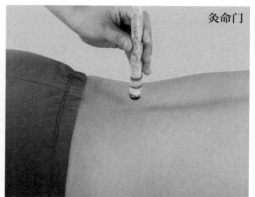

灸命门

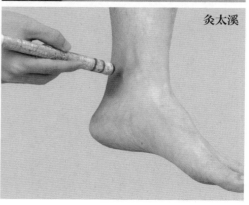

灸太溪

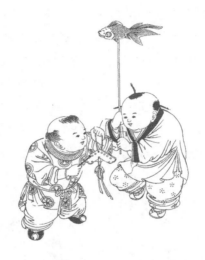